A.-L. DONNADIEU
DOCTEUR ÈS SCIENCES
Professeur à la Faculté libre des Sciences de Lyon

L'ŒIL ET L'OBJECTIF

ÉTUDE COMPARÉE DE LA VISION NATURELLE ET DE LA VISION ARTIFICIELLE

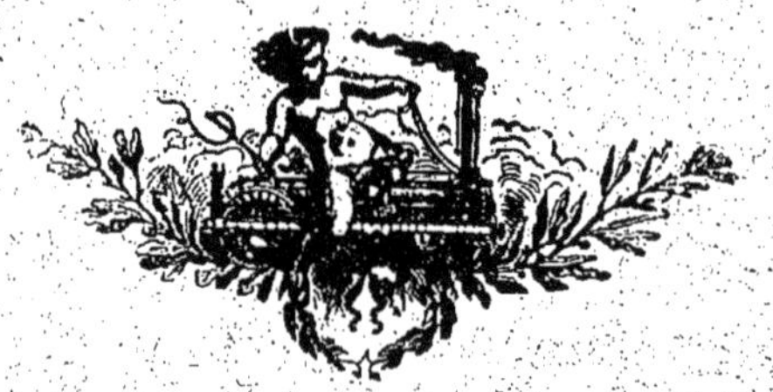

PARIS
CHARLES MENDEL, ÉDITEUR
118 ET 118 *bis*, RUE D'ASSAS

Supplément à la *Photo-Revue*, N° du 30 Novembre 1902

L'ŒIL ET L'OBJECTIF

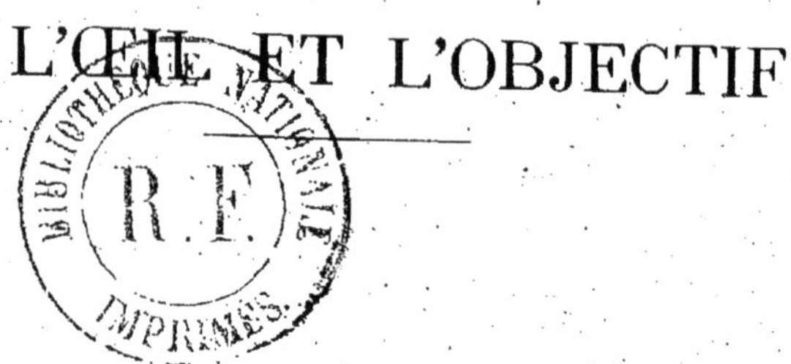

A.-L. DONNADIEU
DOCTEUR ÈS SCIENCES
Professeur à la Faculté libre des Sciences de Lyon

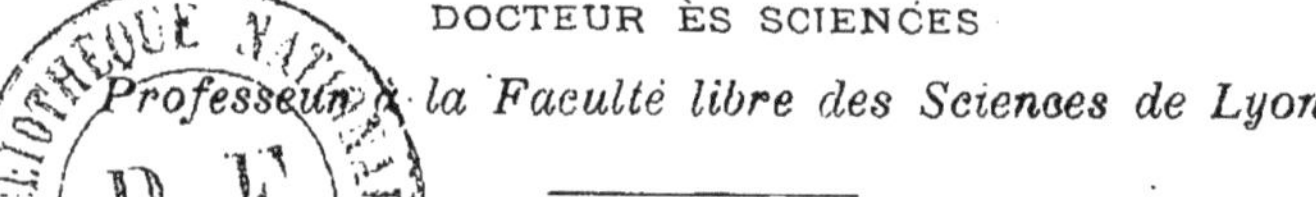

L'ŒIL ET L'OBJECTIF

ÉTUDE COMPARÉE DE LA VISION NATURELLE ET DE LA VISION ARTIFICIELLE

PARIS
CHARLES MENDEL, ÉDITEUR
118 ET 118 *bis*, RUE D'ASSAS

Supplément à la *Photo-Revue*, N° du 9 février 1902.

CHAPITRE PREMIER

Ce qu'il faut démontrer

On a souvent essayé de dire que l'œil et l'appareil photographique s'équivalent, et quelques auteurs sont même allés jusqu'à affirmer que discuter leur parfaite correspondance ce serait perdre son temps. Il n'est pas en vérité discutable que l'appareil photographique ne puisse offrir, dans quelques parties de sa construction, quelques points d'analogie avec l'œil, mais de là à prétendre que l'un n'est pas autre chose que l'autre, ou que tous les deux se comportent identiquement, il y a bien loin, très loin même, aussi loin que possible et, selon la formule classique des mathématiques, c'est ce qu'il faut démontrer.

La conclusion ne pouvant ressortir que de l'étude comparée des deux éléments dans ce qu'ils peuvent avoir de commun ou de différentiel, tant dans leur structure que dans leur fonctionnement, ce sont ces deux choses qui deviennent le but à poursuivre, et il est bon d'ajouter, parallèlement.

Mais, avant d'aller plus loin, je dois bien faire remarquer que, dans l'étude qui va suivre, je supposerai : d'une part, un œil exempt de toute modification pathologique qui pourrait en altérer le fonctionnement et contrarier alors l'accord avec les données générales s'appliquant à l'œil normal, celui-là seul que j'aurai en vue; et d'autre part, un objectif correctement construit, évitant, lui aussi à son tour, les défauts de sphéricité, de distorsion, d'achromatisme, etc... qui pourraient ne pas concorder avec les résultats attribués à un objectif de bonne construction.

Un œil normal, un objectif normal, tels seront les éléments qui feront la base de la comparaison.

Je noterai seulement en passant, et pour ainsi dire par anticipation, que si l'œil est sujet à des altérations pathologiques capables de modifier légèrement son action visuelle, par contre il ne présente guère les défauts qu'une construction défectueuse peut donner à un objectif, et, quoique dans les deux cas les résultats puissent être plus ou moins différents, il n'y aura pas lieu de s'en occuper ici.

CHAPITRE II

Organe protecteur de l'Œil

Si on n'envisageait que l'œil proprement dit, il faudrait en restreindre l'étude à celle du globe oculaire, mais, pour le sujet à traiter ici, il faut étendre les notions principales à tout ce qui compose l'appareil de la vision, en ne retenant toutefois, pour le moment, que l'examen d'un seul œil, c'est-à-dire la vision monoculaire.

L'ensemble comprend des éléments protecteurs, des éléments annexes, des éléments moteurs, et enfin l'élément fondamental qu'on peut appeler visuel. Aucun d'eux n'est indifférent et tous se complètent dans une harmonie vraiment remarquable.

La cavité orbitaire de la tête est formée par plusieurs pièces osseuses qui appartiennent successivement à la face et au crâne. C'est comme un compartiment céphalique dans lequel l'œil est en sûreté. Une forte proéminence, dite *arcade sourcilière*, surplombe l'orbite : la peau qui la recouvre est garnie de poils rigides et épais, couchés de dedans en dehors de manière à diriger à l'extérieur de l'œil la sueur qui, descendant du front, irait singulièrement gêner l'œil sans ce tout petit dispositif si bien ordonné.

Qui ne sait, qu'au moment d'une sueur abondante, le liquide coule régulièrement le long des tempes; accidentellement, et en excès, il peut glisser le long des ailes du nez et tenter parfois de pénétrer dans l'œil, mais il est alors arrêté par la *caroncule lacrymale* qui le conduit jusque dans le nez, et rarement, hors les cas d'excédant trop abondant, on ne le voit se répandre dans l'œil parce qu'il ne faut pas qu'il s'y répande, ce serait contre le but de la nature et l'arcade sourcilière est là pour protéger ce but. Petite cause grand effet, et qui nous montre déjà l'œil abrité par un mécanisme bien simple contre un inconvénient à l'égard duquel il devait être garanti, la sueur n'étant pas un liquide de nature à favoriser la vision.

Tout autre est la disposition de l'appareil lacrymal, car tout inverse doit être l'effet produit. L'œil ne voit bien qu'à la condition d'avoir sa surface constamment lubréfiée d'un liquide dont la réfringence s'accommode avec ses différentes humeurs. Personne n'ignore qu'au devant d'un grand feu l'œil se dessèche à la surface et la vision en est très incommodée. Il faut alors fermer les yeux un moment, attendre que l'humidité revienne et, pour cela, activer par de légères contractions la paupière supérieure.

Et pourquoi toutes ces choses, quel en est le mécanisme ? Oh ! il est bien simple et, ici encore, bien petite cause, mais grand résultat.

Des deux paupières qui recouvrent l'œil pour le fermer ou le découvrir à volonté, la supérieure, la plus grande, abrite sous son angle externe une glande,

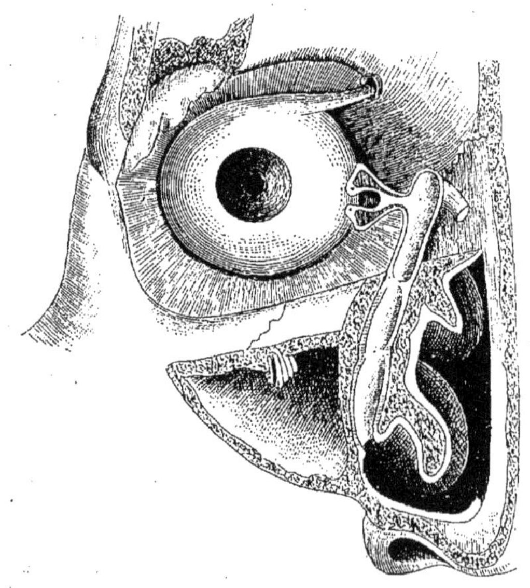

Fig. 1. — Appareil lacrymal.

la *glande lacrymale*, qui sécrète le liquide lacrymal. La paupière inférieure forme comme un sillon dans lequel le liquide s'arrête pour être conduit dans l'angle interne de l'œil. Il se répand donc sur la surface de l'œil suivant une véritable diagonale et l'œil est ainsi constamment imbibé d'un liquide qui se renouvelle sans cesse, car, à mesure que la glande le fournit, la caroncule lacrymale, qui occupe précisément l'angle interne de l'œil, l'absorbe par les deux petites ouvertures des canaux lacrymaux qui débouchent à la surface de la petite masse charnue caronculaire.

En outre, la cornée, tout en étant constamment mouillée par les larmes, en absorbe une certaine quantité qui sert alors à tenir les chambres de l'œil en l'état de réplétion continue qui leur est indispensable et auquel le dessèchement pourrait porter un grand préjudice.

En temps normal, quand le liquide coule très lentement, les canaux lacrymaux le conduisent dans le nez où il est en partie absorbé par la muqueuse et où il se mêle au mucus nasal. Mais lorsque, sous l'influence d'une excitation nerveuse, l'abondance du liquide se produit, il constitue les larmes qui se déversent par tous les bords de la paupière inférieure. Or, les larmes sont souvent nécessaires pour renouveler plus activement le liquide lacrymal auquel vient encore se mêler pour son action définitive, le liquide secrété, faiblement il est vrai, par la conjonctive qui tapisse intérieurement les paupières.

Quelques évolutionnistes ont imaginé de voir dans la caroncule lacrymale le représentant de la membrane nictitante des oiseaux. C'est vraiment ne pas apprécier le véritable rôle de l'organe, ou bien ne chercher à en expliquer ni le pourquoi ni le comment qui conduiraient à reconnaître un peu de cette harmonie tant admirable de la nature. Tout organe est à sa place et son rôle lui est assigné. Je traduirai ceci plus simplement en disant : Si un organe est là et s'il est fait ainsi, c'est parce qu'il doit remplir tel rôle et qu'il faut, pour son but, qu'il ait telle structure. Si on ne peut parvenir à comprendre le but, ce n'est pas une raison pour qu'il n'existe pas, et c'est alors qu'il vaut mieux dire « Je ne sais pas ». Ne vaut il pas mieux avouer son ignorance et... chercher, que de s'exposer à une explication insuffisante ou parfois même singulière?

De tout ce que je viens d'indiquer y a-t-il quelque chose à retenir par rapport à l'objectif? Il y a deux choses principales.

La première a trait à l'obturateur qui remplace réellement les paupières, pouvant comme elles clore ou dégager l'appareil visuel et, comme elles encore, le faire rapidement ou lentement. Je ne parle pas du pavillon de l'objectif dit aussi parasoleil, il n'a pas d'analogue dans l'œil et en outre dans la fabrication actuelle on tend de plus en plus à le supprimer. Sa suppression est presque totale dans les appareils à main.

La deuxième se rapporterait à tout ce que je viens de dire de la lubréfaction constante et indispensable de l'œil. Il faut que le globe oculaire soit constamment mouillé, il faut que l'objectif ne le soit jamais. L'un et l'autre ne voient pas de la même manière. Si la buée disparaît de la surface de l'œil, il faut s'empresser de la rétablir ; si elle se montre à la surface de l'objectif il faut vite se hâter d'essuyer pour la faire disparaître, il ne doit pas en rester de traces.

Mais si la buée est tant préjudiciable à l'objectif pourquoi est-elle tant nécessaire à l'œil ? *Je ne sais pas !*

CHAPITRE III

Organes moteurs de l'Œil

On a coutume de dire que l'œil se meut dans son orbite. Ceci n'est pas absolument exact, il vaut mieux dire que l'œil est mis en mouvement dans son orbite, parce qu'on sous-entend alors, par cette locution une action de la volonté individuelle qui commande le dit mouvement et l'on n'a pas, comme par la locution précédente, l'idée d'un œil qui pourrait se mouvoir automatiquement en dehors de cette volonté. Ce sont en effet des muscles de la catégorie des muscles volontaires qui font mouvoir l'œil sous l'influence de l'excitation nerveuse provoquée par l'individu lui-même.

Grâce à ces muscles, nous faisons mouvoir notre œil quand nous voulons et comme nous voulons. Existe-t-il quelque chose de pareil dans l'objectif ? Evidemment non, si on prend l'objectif seul en lui-même, mais si on considère l'ensemble de l'appareil photographique, on peut être amené à dire qu'en déplaçant l'objectif sur une chambre, soit en haut, en bas, à droite ou à gauche, et enfin en faisant pivoter la chambre elle-même, on peut diriger l'objectif vers un point déterminé, tout comme les muscles nous font diriger l'œil. C'est alors en provoquant une situation variable de l'objectif qu'on imite plus ou moins l'action musculaire.

Cette action est déterminée par des muscles de

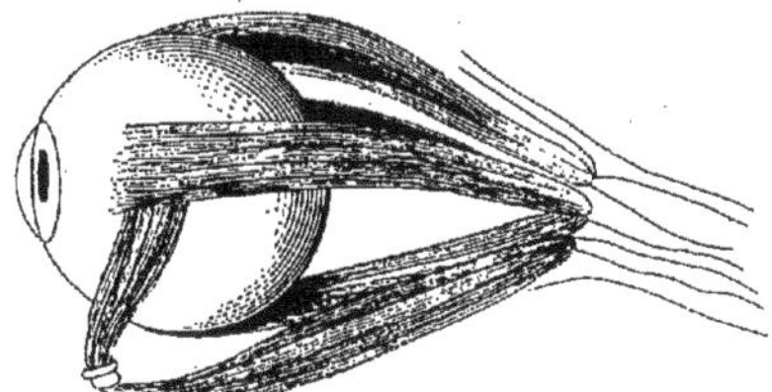

Fig. 2. — Muscles de l'œil.

différentes impulsions directrices (en haut en bas, par côté, etc.) qui peuvent faire mouvoir l'œil dans tous les sens, si bien que, comme il ne s'agit en définitive que d'un changement de direction visuelle, on peut facilement obtenir ce changement en faveur de l'objectif par le simple déplacement de l'appareil dont il fait partie.

Il y aura lieu de revenir sur ces indications à propos de la vision stéréoscopique et c'est pourquoi je suis ici très sobre de détails.

CHAPITRE IV

Globe oculaire

(Enveloppes et Iris)

Il faut parler maintenant de l'élément principal de l'appareil de vision, celui qu'on appelle vulgairement l'œil, et qu'on désigne plus spécifiquement par l'expression de globe oculaire. C'est le plus compliqué et celui dont l'étude a le plus d'importance, et c'est encore celui auquel on compare plus volontiers l'objectif qui n'en représente cependant qu'une partie, ainsi que nous le verrons par la suite.

Sa forme n'est pas complètement sphérique comme on pourrait le croire au premier abord, mais bien plutôt celle d'un sphéroïde composé de deux segments inégaux et de courbures inégales. Chez beaucoup d'animaux qui voient dans l'air, le segment antérieur est celui qui a le rayon le plus court, l'œil paraît bombé ; chez le plus grand nombre de ceux qui voient dans l'eau, il a le rayon le plus long, et l'œil semble aplati. Un plan horizontal peut partager l'œil en deux moitiés égales comme le ferait un équateur et l'axe de ce plan est alors le grand axe de l'œil, ou *axe antéro-postérieur* qui, à son intersection avec les limites du globe, constitue les deux pôles principaux, le pôle antérieur et le pôle postérieur.

Une première enveloppe forme comme une sorte de boîte dans laquelle tout le reste est enfermé et elle est faite de deux parties ; l'une, la *sclérotique*, en constitue le fond ; et l'autre, la *cornée* en est comme le couvercle rivé au fond. La sclérotique, dite aussi cornée opaque, est l'organe essentiellement protecteur du globe. Elle est fibreuse, épaisse, solide, résistante ; on la voit devenir de plus en plus solide à mesure que l'animal vit dans un milieu où son œil est appelé à supporter des pressions de plus en plus grandes. C'est ainsi qu'on la trouve simplement cartilagineuse chez les poissons qui vivent à de faibles profondeurs, tandis qu'elle devient osseuse chez ceux qui descendent dans les grands fonds.

On a voulu essayer de retrouver la sclérotique dans les parois de la chambre photographique, mais alors pourquoi ne pas y ajouter le tube de métal qui forme le manchon de l'objectif ? Il y aurait tout autant de droits. Toutefois comme ce n'est, en définitive, qu'une enveloppe protectrice ne jouant aucun rôle actif dans la vision il ne paraît pas utile de lui accorder plus d'importance.

La cornée, dite aussi à cause de sa translucidité *cornée transparente*, n'est pas autre chose que le couvercle solidement fixé à la boîte que forme la sclérotique. Mais c'est un couvercle transparent ; c'est une vitre posée à une fenêtre et au travers de laquelle passent les rayons de lumière qui doivent pénétrer dans l'intérieur de l'appartement. Et de plus, c'est une vitre poreuse qui facilite le rôle de la chambre qu'elle protège. Quelque chose d'analogue existe-t-il dans l'objectif ?

Entre les deux membranes précitées vient se placer une sorte d'écran perpendiculaire qui divise l'intérieur de l'œil en deux parties inégales. C'est l'*Iris* qui, affirmait-on encore il y a à peine quelques années, déterminait en avant du cristallin deux compartiments, dits l'un la chambre antérieure, et l'autre la chambre postérieure.

Des recherches plus suivies ont montré que l'Iris était accolé à la face antérieure du cristallin, et ainsi a disparu la notion de la chambre postérieure. On a alors proposé de réserver cette désignation pour tout l'espace en arrière de l'Iris, espace qui renferme le cristallin et le corps hyaloïde. Ceci aurait mieux sa raison d'être. En tous cas, il est par cela même démontré, et c'est la raison pour laquelle j'insiste un peu sur ce sujet, que, même en matière de structure anatomique, les opinions ont souvent varié à l'égard de l'œil qui est l'un des organes offrant le plus ce genre de variations. Nous en retrouverons d'autres exemples, je me contente de noter celui-ci en passant.

L'Iris est la membrane qui, par son pigment spécial, donne à l'œil sa coloration caractéristique. Elle est essentiellement contractile et montre, à son centre, une ouverture circulaire nommée pupille qui semble avoir été faite comme par un emporte-pièce et qui, sous l'influence de cette contractilité, se dilate ou se rétrécit selon qu'il faut augmenter ou diminuer la quantité de lumière que l'œil doit recevoir. C'est le diaphragme de l'œil et son imitation par le diaphragme de l'objectif, que l'on dénomme si heureusement diaphragme Iris, est certainement l'imitation des organes de l'œil la plus heureuse et la mieux réussie. Le rôle, le fonctionnement et la disposition sont identiques ; eh ! bien, tout ceci n'empêche pas que, même avec cette perfection apparente, il n'y ait encore entre les deux éléments une différence appréciable.

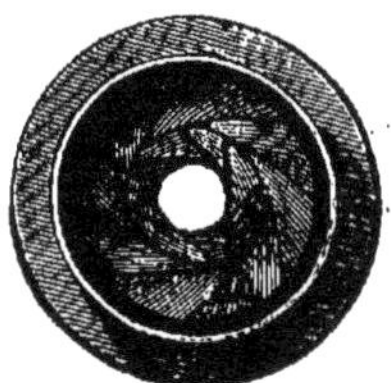

Fig. 3.
Diaphragme iris.

La diminution de la pupille par suite de la contraction de l'Iris n'empêche pas tout le tableau d'être également éclairé dans l'œil et de n'être relativement que très peu assombri, tandis que la diminution de l'ouverture diaphragmatique assombrit énormément le tableau et répartit parfois très inégalement la lumière. Avec des objectifs à lentilles très sphériques le phénomène est plus sensible et une très petite ouverture diaphragmatique a souvent pour effet la production de la tache centrale. L'Iris ne la produit pas, par cette bonne raison que l'objectif et l'œil ne sont pas faits des mêmes éléments, nous le constaterons beaucoup mieux dans un paragraphe prochain.

CHAPITRE V

Globe oculaire

(Rétine et Appareil de dioptrique)

J'abrège un peu les détails anatomiques qui, par une discussion trop étendue, risqueraient de m'entraîner trop loin de mon sujet principal, et je ne retiens que ceux qui peuvent paraître les plus démonstratifs, par rapport à la comparaison qui est le but de cette étude, celle de l'organe de la vision avec l'appareil photographique. C'est à ce titre que je vais dire sommairement quels sont les éléments de l'œil qui vont servir à l'acte intrinsèque de la vision, pour lequel les précédents peuvent être considérés comme des auxiliaires, il est bon toutefois d'ajouter : de la plus grande utilité.

Sous la sclérotique et tapissant sa face interne, allant même jusqu'à se continuer par le cercle et les procès ciliaires placés contre l'iris, on rencontre la *choroïde*, membrane très vasculaire par sa portion dite Ruyschienne, et fortement pigmentée d'une substance qui la fait paraître noire. Certains physiologistes ont prétendu qu'elle était destinée à absorber les rayons inutiles à la vision. C'est peu admissible, car on doit se demander si l'œil reçoit des

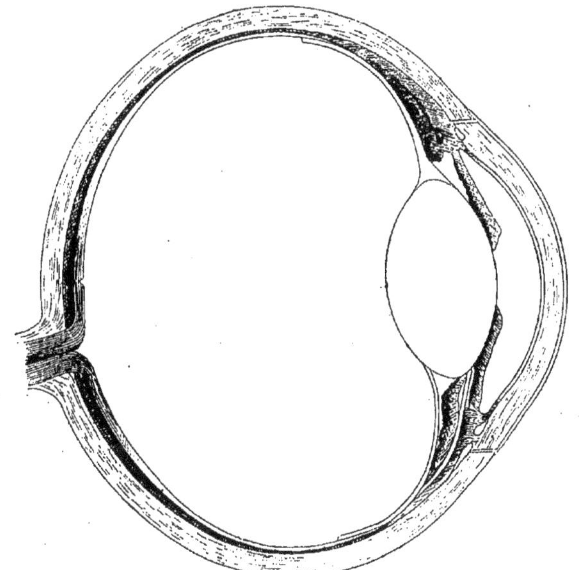

Fig. 4. — Schéma du globe oculaire.

rayons qui ne servent pas à la vision, ce qui semblerait une véritable contradiction et s'expliquerait difficilement. D'autre part, ceux qui voient dans la choroïde la membrane capable de jouer le rôle du tain dans la glace, et de réfléchir les rayons lumineux sur la rétine sensible, sont mieux dans le vrai, car cette membrane par sa structure, son pigment et sa situation, est un véritable appareil de catoptrique, et c'est ainsi qu'elle se comprend le mieux.

En tous cas, les auteurs qui comparent à la choroïde la couleur noire de l'intérieur de la chambre photographique commettent une erreur de rôle qu'il suffit de signaler. Il n'ont peut-être en vue que la couleur et oublient que des praticiens ont conseillé de peindre l'intérieur des chambres en blanc. Le conseil ne fut pas heureux, il est vrai. Tout ceci n'empêche pas que la choroïde ne soit, avant tout, le réflecteur de la rétine, qu'elle double partout où cette dernière possède des éléments sensibles, tandis que les parois de la chambre ne doublent pas la glace sensibilisée.

Appliquée simplement contre la choroïde, et sans contact vasculaire avec elle (ce qui rend le décollement malheureusement trop facile), se trouve la *rétine*, la membrane nerveuse par excellence, celle sur laquelle on admet que les images se forment. Elle se constitue aux dépens de l'épanouissement du nerf optique dont elle n'est, pour ainsi dire, qu'une terminaison. C'est le propre des nerfs sensoriaux de ne se différencier que par leurs terminaisons spéciales à chacune des membranes sensorielles ; ici c'est sous forme de cellules en cônes ou bâtonnets, accompagnées d'éléments granuleux, que la terminaison se produit et, disposition à noter, les cellules sensibles sont tournées vers la face interne de la rétine, c'est-à-dire vers le réflecteur choroïdien. Je me borne à cette indication, j'en dirai le rôle dans le paragraphe suivant où je discuterai également l'analogie qu'on établit entre la rétine et la glace sensibilisée. En outre, entre la surface de la choroïde, qui chez les animaux prend un aspect particulier connu sous le nom de tapis, et la rétine, se trouverait une légère couche de substance qu'on a appelée le pourpre rétinien. Nous en verrons plus tard la singulière explication.

Viennent enfin ce qu'on appelle les humeurs de l'œil ; elle sont au nombre de trois.

L'*humeur aqueuse* qui occupe en avant de l'œil les chambres déterminées par l'iris et qui serait sécrétée principalement par les procès ciliaires. Elle est enfermée dans une membrane, la membrane de Descemet qui provient, dit-on, de celle qui tapisse la face interne de la cornée transparente.

L'*humeur vitrée*, ou corps hyaloïde. C'est cette grosse masse liquide qui est enveloppée par une membrane transparente nommée membrane hyaloïde et qui occupe toute la partie postérieure de l'œil.

Le *cristallin*, sorte de lentille biconvexe, est placé entre les deux, il est enveloppé dans une fine membrane translucide dite capsule cristalline et formée d'une matière fibreuse à aspect gommeux, arrangée suivant des couches concentriques qui correspondent aux deux courbures de la lentille. Celle-ci en effet est faite de deux segments sphériques accolés dont l'un, le postérieur, est le plus bombé chez le plus grand nombre de mammifères, alors que chez les poissons il est le plus aplati, quand toutefois les deux segments ne sont pas assez égaux pour rendre le cristallin sphérique, ce qui est la majorité chez ces animaux. Chez la plupart des céphalopodes, le cristallin étranglé dans son milieu, prend la forme d'une gourde ou bouteille. J'insiste sur ces détails d'anatomie comparée, ils auront plus tard leur raison d'être.

Ces trois humeurs auxquelles on joint, avec quelque raison, la cornée transparente, constituent par leur ensemble ce que quelques-uns ont nommé l'appareil de dioptrique de l'œil.

Leurs diverses compositions, d'où résultent leurs divers indices de réfraction, concourent à réaliser la vision, mais à la condition d'opérer comme un seul bloc. Si l'une d'elles vient à s'altérer d'une façon quelconque la vision est altérée à son tour, souvent elle est détruite. C'est donc du bloc et de la manière dont il fonctionne qu'il convient de parler maintenant, puisque d'ailleurs c'est à ce bloc que l'on compare le bloc de l'objectif, c'est-à dire l'assemblage des lentilles qui le composent et qui en forment l'appareil de dioptrique.

CHAPITRE VI

Formation de l'image par l'œil

Avant d'aller plus loin, il est indispensable de rappeler que l'axe principal de l'appareil de dioptrique de l'œil occupe le centre même de cet appareil, que c'est à son extrémité postérieure, soit au pôle postérieur, que se trouve sur la rétine la tache jaune (*macula flava*) et que le nerf optique pénètre dans l'œil en traversant la sclérotique et la choroïde un peu au-dessous et en dedans de cet axe. En outre, à la papille qui marque le point d'émergence du nerf optique, c'est-à-dire son point de pénétration dans l'œil, se trouve le *punctum cœcum*, ainsi nommé parce que la rétine n'y étant pas encore constituée, la vision y est impossible. Ce simple fait nous donne la raison d'être de cette organisation.

Les images devant se faire à l'extrémité du grand axe il était indispensable que cette extrémité fût occupée par un élément essentiellement sensible à la perception, tandis que l'élément insensible devait en être écarté. Or, la rétine ne pouvant devenir une membrane sensible qu'après la pénétration, dans l'organe, du nerf chargé de la constituer, il était d'obligation que le point où elle n'existait pas encore fût suffisamment éloigné de celui qui, tout au contraire, devait être occupé par la partie la plus sensible de la membrane sensible elle-même, de là la situation du nerf par rapport à l'axe et la position de la macula.

Si enfin à tout cela on joint la nécessité, pour le

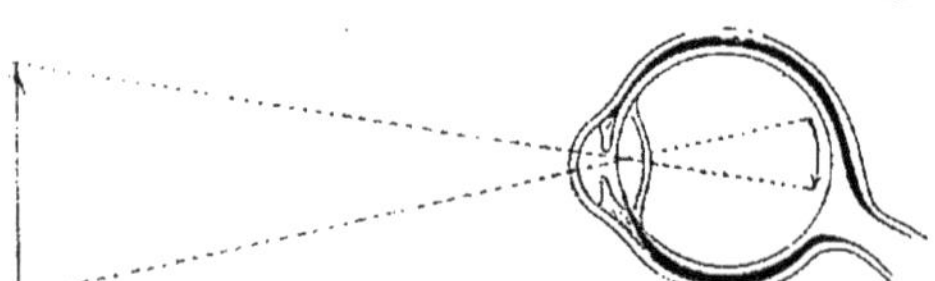

Fig. 5. — Théorie physique de la formation des images dans l'œil.

point le plus sensible, d'être constamment dirigé vers le sujet à regarder, et que l'on constate, comme il est tant facile de le faire, que ce résultat est obtenu par l'ensemble des éléments moteurs, on a l'explication, toute naturelle, de l'ensemble de cette organisation. C'est ce qui donne tant de force, et avec tant de raison, à la théorie actuelle de la macula.

Après avoir été expliquée de manières fort différentes, qui ont eu successivement leur temps d'adoption et de vogue, on s'en tient actuellement à la suivante : La rétine possède un pouvoir sensoriel qui décroît du centre à la périphérie. Ce pouvoir dépend de sa structure. Elle est en effet plus épaisse vers les bords où les éléments de la sensibilité sont plus rares et où ceux qui forment le simple soutien de la membrane sont plus abondants. Mais au centre ces derniers cèdent presque complètement la place aux cellules sensibles et, sur un espace extrêmement restreint, qui mesure à peine un petit ovale d'un millimètre de surface, la rétine n'est presque constituée que par une couche de cellules sensorielles. C'est, pour ainsi dire, la quintescence rétinienne, et c'est ce qui constitue la *tache jaune*, la macula, comme on dit plus simplement.

Il est admis que c'est en ce point que se fait ce qu'on désigne par cette expression « la vision précise », tandis que la vision diffuse se ferait sur tout le reste de la rétine et se diffuserait d'autant plus que l'image se formerait plus loin du centre.

Toutefois, le rôle et la nature de la macula ont été très diversement appréciés jusqu'à ce que l'histologie moderne en ait démontré la véritable construction. On a été jusqu'à la croire un épaississement de la rétine alors qu'elle en est un amincissement. Par un singulier revirement, on l'a considérée comme un trou, et enfin quelques auteurs l'ont regardée comme un effet de l'altération cadavérique. On lui a attribué une coloration propre et on a dit qu'elle était percée au centre d'une ouverture qu'on a appelée *foramen cæcum*, ou trou aveugle, de la rétine. S'apercevant que la rétine n'était pas plus percée que ce que la macula elle-même n'était un trou, on a décrit le foramen comme une dépression qu'on a dit être la *fovea centralis*, la fosse centrale.

Tout ceci indique bien la difficulté qu'on éprouve parfois à préciser certaines parties des organes de la vision, et c'est un exemple de plus des variations de l'esprit humain à l'égard de choses mal définies. Et cependant ceux qui affirmaient ces choses croyaient fermement, à ce moment là, être dans le vrai.

D'autre part, chacun sait que lorsqu'on fixe un point d'un tableau (et par tableau il faut entendre l'ensemble de tout ce qui est compris dans l'angle visuel) on ne perçoit nettement que le point précis qui est fixé, tout le reste s'aperçoit en plus ou moins flou, et ce flou augmente à mesure que ce reste s'éloigne du point visé. On n'a ainsi des bords du tableau qu'une notion vague et confuse. C'est parce que le point visé, je viens de le dire, tombe sur la macula et que tout le reste affecte la rétine du centre à la périphérie, mais en dirigeant l'œil vers chaque point du tableau, aussi bien en surface qu'en profondeur, on met chaque point dans la condition du précédent et on perçoit ainsi la notion de l'ensemble. Cette gymnastique est très rapide, l'effet qu'elle produit est aussi rapide, et c'est précisément de cette rapidité combinée, et synthétisée par une action propre à l'organisme, que découle le résultat principal de la vision, celui de nous faire apprécier un ensemble en appropriant l'œil au détail.

Quand nous lisons, nous ne voyons bien ensemble que deux ou trois lettres au plus, nous ne définissons ni la ligne au-dessus ni la ligne au dessous et, si un mot est un peu long, nous n'en voyons que très confusément le commencement et la fin, mais nous ne saurions définir autre chose que les lettres que nous visons successivement les unes après les autres. Ici encore la rapidité dans la direction et la perception ont pour conséquence la lecture de l'ensemble, par suite de l'action physiologique qui commande le tout. Nous nous rendons cependant un compte très exact de cette obligation qui nous est imposée, de diriger sans cesse l'œil vers le point à regarder, et de le diriger de manière à ce que le point et la macula soient aux deux extrémités de la ligne droite formée par l'axe visuel et son prolongement dans l'espace.

Il s'agit donc ici de mouvements que nous faisons exécuter à l'œil par les contractions des muscles qui le déplacent dans tous les sens et surtout, remarquons le bien, en avant aussi bien qu'en arrière. Dans ces derniers mouvements l'œil change de place son axe vertical, il se déplace dans l'orbite. Si on peut admettre qu'en se déplaçant latéralement il pivote sur l'axe vertical et roule tout autour, simplement comme le ferait une sphère qui pivoterait autour d'une aiguille verticale, il n'en saurait être de même par rapport aux déplacements postérieurs et antérieurs, obtenus par l'action des muscles droits, complétée chez certains animaux par celle identique du muscle coanoïde, et au déplacement latéral obtenu par le mécanisme des muscles obliques dont l'un, le supérieur, est réfléchi à travers une poulie. On peut donc affirmer que l'œil se meut sur lui-même et se déplace dans son orbite.

Or, pour l'action physiologique à produire, il n'est pas nécessaire que ce déplacement équivale à des distances mesurables au mètre. Il peut être infinitésimal et son effet peut devenir énorme, mais, pour si infinitésimal qu'il soit, il n'en existe pas moins et se joint à tous les autres pour le résultat final.

Ce résultat final est pour la vision monoculaire, celle qui nous occupe en ce moment, ce qu'on appelle l'adaptation aux distances, ou encore l'*accommodation*. Mais il est très complexe, sa cause est loin d'être bornée aux mouvements de direction que je viens d'indiquer, et si ces derniers y concourent pour une bonne part il n'est pas exact de dire qu'ils sont les seuls, il s'y ajoute autre chose. Cette autre chose, c'est la force réfringente qui est augmentée pour voir les objets rapprochés et diminuée pour voir les objets éloignés.

CHAPITRE VII

Accommodation

L'accommodation se compose donc de phénomènes de direction et de phénomènes de réfringence auxquels il faut ajouter encore quelques mouvements des parties musculeuses de l'œil lui-même. Elle est la base de la vision qui, sans elle, serait impossible, elle en est donc l'acte le plus important. On la définit « la propriété que possède l'œil de s'adapter aux différentes distances » de là encore le nom d'*adaptation* qui lui est souvent donné.

Par une de ces bizarreries dont l'esprit humain donne de si singuliers exemples, elle a été, pendant très longtemps, repoussée comme si on pouvait nier que pour voir les objets à diverses situations il faut faire exécuter à l'œil des changements divers.

Pour voir les premiers plans d'un tableau, ou un objet très rapproché, il nous faut ouvrir largement nos paupières et dilater la pupille de manière à recevoir le plus de jour possible, les premiers plans étant en général les moins éclairés. Au contraire, ce sont les lointains et les horizons qui fournissent le plus de lumière; aussi devons-nous, pour les apprécier, clore plus ou moins les paupières, souvent même les abriter de la main, et contracter l'iris de manière à resserrer la pupille. C'est un fait que chacun apprécie à toute heure.

D'autre part, si nous voulons apprécier des objets placés en ligne de fuite, par exemple les arbres d'une allée, les maisons d'une rue, etc., il nous faut *porter* nos regards successivement sur chacun d'eux. Toutes ces choses sont du ressort de l'adaptation et on se demande comment, ne seraient-ce que ces simples données, on a pu mettre en doute l'adaptation de l'œil aux différentes conditions de la vision, car l'adaptation ne se compose pas seulement que des phénomènes dont l'appareil dioptrique est le siège. Comme l'appareil de la vision lui-même, elle comprend les phénomènes principaux de dioptrique et les phénomènes, sinon tout aussi importants, au moins tout autant utiles que je viens d'indiquer. Tout cela se tient et s'enchaîne dans un même résultat.

Aussitôt qu'on a eu compris la nécessité de la reconnaître on en a donné les explications les plus contradictoires et les hypothèses les plus diverses ont été émises, acceptées par les uns, combattues par les autres. Mais toutes se rapportaient à l'explication des phénomènes dioptriques.

On a prôné successivement des mouvements de compression, d'avancement et de recul du globe oculaire ou de ses parties. Le peigne des oiseaux pourrait sembler donner raison à cette idée, mais les vertébrés dont la sclérotique est osseuse se prêteraient mal à cette interprétation, et cependant les uns et les autres accommodent également.

On a indiqué des changements de forme de l'humeur hyaloïde qui suivant sa compression ou son

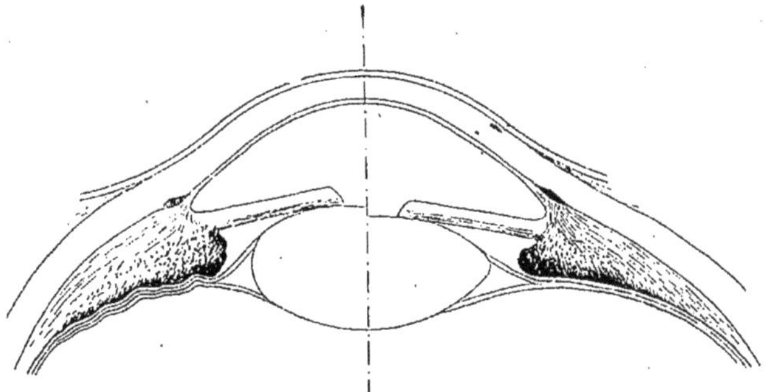

Fig. 6. — Mécanisme de l'accommodation.

affaissement ferait avancer ou reculer le cristallin etc.. et on s'est enfin arrêté actuellement aux opinions de Cramer, et surtout d'Helmholtz, qui donnent comme cause principale les modifications du cristallin lui-même. A la suite d'expériences de mensurations et d'observations, Helmholtz a conclu que, par rapport aux objets rapprochés, et comme conséquence inversement pour les objets éloignés, les surfaces antérieures et postérieures du cristallin se courbent fortement, le diamètre antéro-postérieur s'allonge, le diamètre équatorial se raccourcit, et qu'enfin le pôle antérieur s'avance tandis que le postérieur reste en place.

Quant aux causes qui détermineraient ces divers mouvements personne ne les fixe d'une manière certaine et c'est cependant le plus important.

Elles ont été attribuées à l'action de l'Iris, mais on a démontré que l'Iris enlevé, l'adaptation se fait quand même. Helmholtz les attribue à la zonule de Zinn et à l'action des muscles ciliaires. Liebreich affirme que tant qu'on ne connaîtra pas mieux l'anatomie de la partie antérieure de l'œil on ne pourra rien préciser. Enfin Rouget limite exactement la compression du cristallin à l'action du muscle ciliaire interne ou annulaire qu'il a découvert et dont il a indiqué le rôle.

Mais, s'il ne s'agissait pour réaliser l'adaptation que de comprimer plus ou moins le cristallin, on n'aurait qu'à objecter le cas des poissons et des céphalopodes que j'ai déjà signalés. Comment se comporteraient-ils, ceux-là ?

Il est donc permis de résumer en disant que l'accommodation est un phénomène très complexe que la physiologie explique, mais qu'elle explique mal, et auquel il faut trouver une autre signification que celles qui lui sont attribuées et pour lesquelles on néglige totalement l'ensemble pour le détail.

CHAPITRE VIII

Appréciation de l'image par l'œil

Nous voici arrivés au moment où nous pouvons constater que, pour son fonctionnement essentiel, l'œil possède la faculté de se mouvoir, de diriger vers le point à vision précise la macula de la rétine, de recevoir, sur tout le reste de la membane sensible, les images confuses de tout ce qui entoure le point net, et enfin, de promener rapidement ce point net sur toutes les parties du tableau, de manière à en synthétiser la vision générale par un acte physiologique de nature totalement indéterminée.

Mais comment, avant même d'être synthétisées, les images se forment-elles sur la rétine aussi bien que sur la macula qui en fait partie ?

Toutes les expériences de physique nous indiquent que ces images doivent se peindre renversées, et cela par suite de la disposition spéciale de l'appareil de dioptrique. L'explication de ce renversement est tellement connue que je crois bien inutile de la fournir dans ses détails. En traversant des milieux plus réfringents, les rayons lumineux se rapprochent de la normale et finissent par peindre leur image au-dessous de l'axe principal, s'ils sont au-dessus, et inversement. Au point de vue de la formation de l'image, on admet donc que l'appareil de dioptrique oculaire se comporte comme un appareil optique ordinaire, et qu'en conséquence, il y a, à ce point de vue, analogie complète entre l'œil et l'objectif.

Ici, j'ouvre une parenthèse. Le plus grand nombre des figures schématiques, qui représentent dans les divers ouvrages la marche des rayons lumineux dans l'œil, placent le nerf optique sur le prolongement même de l'axe principal et font, en conséquence, tomber les images sur la partie aveugle du nerf. Il y a là une erreur d'interprétation utile à signaler et que font connaître suffisamment toutes les notions qui précèdent. Le nerf doit être placé en-dessous et c'est la partie la plus sensible de la rétine qui doit être indiquée à l'extrémité de l'axe. Je ferme la parenthèse.

J'admettrai donc que l'objectif, par la combinaison de ses lentilles, peut remplacer physiquement, j'insiste sur ce mot, l'appareil de dioptrique de l'œil. J'admettrai que, comme ce dernier, il peut fournir une image renversée sur une plaque sensible, disons le mot, sur une rétine, et ajoutons, si l'on veut, artificielle. Mais dans quelles conditions fournira-t-il cette image, et comment se comporteront mutuellement cet objectif et cette rétine ? C'est ce qu'il faut maintenant se demander !

On a comparé la rétine de l'œil à un écran sur lequel l'image vient se peindre ; à ce titre-là, une plaque sensibilisée, quel que soit l'agent sensibilisateur et quel que soit son substratum, pourra être considérée de la même manière ; elle sera bien un écran sur lequel une image viendra se peindre et même se fixer. Mais déjà, ce dernier mode d'action constituera une légère différence, car, si l'image se fixe sur la glace sensibilisée, par contre, la rétine ne l'arrête au passage que pendant un temps relativement très court, juste celui qui est nécessaire au centre nerveux pour l'apprécier. En outre, ce même centre nerveux peut la faire réapparaître quand il le veut. La replace-t-il, dans ce cas, sur la même rétine, ou bien la voit-il en simple souvenir dans sa propre substance ? La science physiologique est muette à cet égard et personne n'en sait rien.

Tout le monde, sans aucune exception, aussi bien physiciens que biologistes, aussi bien mathématiciens que philosophes, tous, penseurs et savants, sont d'accord pour reconnaître que c'est un acte sensoriel, un acte cérébral et physiologique, de nature indéfinissable, l'acte par lequel le cerveau voit l'image sur la rétine. Il ne peut y avoir à ce sujet aucune discussion, et si personne encore n'est parvenu à expliquer le fait, du moins tout le monde le constate. Nous le verrons mieux en nous occupant de la vision binoculaire. La rétine n'est donc pas l'élément qui voit l'image, c'est seulement l'écran diaphane qui ne la conserve pas, et sur lequel l'action nerveuse la saisit pour l'apprécier. C'est cette dernière qui la conservera et l'emmagasinera, pour ainsi dire, dans la substance nerveuse.

Par contre, la plaque sensibilisée sera le récepteur véritable qui, non seulement verra, mais encore conservera l'image d'une façon indéfinie. Elle ne voit pas alors de la même manière. Tandis que la rétine reçoit l'image dans les condition que j'ai indiquées et que tous les points du tableau viennent successivement se préciser sur la macula où l'acte sensoriel les saisit pour les synthétiser dans leur plus grande netteté, la plaque sensible reçoit, tout à la fois, l'image de tous les points qui s'impriment dans les seules conditions commandées par l'objectif.

Or, l'objectif, tout comme l'œil, voit les points nets surtout par son centre, aussi bien en surface qu'en profondeur la netteté va en s'atténuant, et on constate facilement que, lorsque le milieu et les premier plans du tableau sont nets, les bords et les lointains sont flous. Ceci est vrai pour tous les points visés par l'objectif qui se trouvent alors à l'extrémité et tout autour de son axe optique longitudinal, car si, au lieu de diriger l'objectif vers le milieu du tableau on le dirige vers les bords ou vers les lointains, ce sont le milieu et les premiers plans qui deviennent flous.

CHAPITRE IX

Formation de l'image par l'Objectif

Pour voir un tableau comme l'œil le voit, l'objectif devrait donc pouvoir se porter, successivement, sur chaque point du tableau et être, chaque fois, suivi dans ces multiples positions d'une macula de la plaque dépolie. Mais la plaque dépolie n'a pas de macula spéciale, elle est macula histologiquement sur toute sa surface et par toutes ses plus fines granulations, c'est-à-dire qu'elle est toute faite de maculas, chacune de ses parties les plus ténues ayant une sensibilité égale à celle de sa voisine. La sensibilité ne décroît pas sur la plaque du centre à la périphérie et elle n'est condensée sur aucun point, elle est égale partout.

D'autre part, dans tout appareil normal, et cela depuis l'origine même des appareils photographiques, l'objectif et la plaque sont manœuvrés de concert ; ils conservent, dans toutes les directions qu'on leur fait prendre, leur parallélisme respectif, sous peine de produire des images déformées,et l'axe longitudinal ou antéro-postérieur de l'objectif va toujours rencontrer le centre de l'image que celui-ci imprime sur la plaque sensibilisée. Les deux centres se correspondent, et quelle que soit la direction donnée à l'appareil c'est toujours le même point central de l'image qui se présente à l'axe central de l'objectif.

Si on admet que ce point peut être une macula, on est forcé de reconnaître que dans toutes les positions que peut prendre l'objectif celui-ci peut déterminer un point de macula situé au point où son axe longitudinal rencontre la plaque sensibilisée. Si l'objectif est placé au centre de l'appareil, ce qui est la plus grande majorité dans tous les appareils photographiques ordinaires, c'est le centre de la plaque qui deviendra le point de macula. Mais ce point là ne peut être macula que par une situation simplement géométrique puisque,sous le rapport de la sensibilité, la plaque est uniforme dans toute sa surface. Il ne devient alors macula que par l'action propre de l'objectif qui imprime nettement le centre de l'image tandis que tout autour il fait la netteté moins grande.

Les rôles sont donc renversés. C'est la sensibilité, indépendante de l'appareil de dioptrique, qui fait la macula de la rétine ; c'est l'appareil de dioptrique de l'objectif qui détermine la macula de la plaque, là où il l'actionne, sans distinction de sensibilité, mais le résultat semble théoriquement le même.

En réalité et en résumé, l'objectif, en théorie, voit par rapport à la plaque sensible dans les mêmes conditions que l'œil voit, lorsqu'il est immobile, par rapport à la rétine. Dans son immobilité l'œil fixe un point qui se reproduit nettement sur la rétine, tout le reste est flou. Dans son immobilité l'objectif fixe un point qu'il imprime nettement sur la plaque sensible, tout le reste est flou. Ils semblent donc voir tous les deux de la même manière et il apparaît que le tableau reçu sur la plaque sensible est le même que celui qui est devant l'œil.

Cette apparence en est réellement une, ce n'est pas l'exactitude complète à cause des artifices dont on est obligé d'accompagner le travail de l'objectif. Ce serait l'exactitude si on se bornait à un objectif à champ de netteté très peu étendu et à profondeur focale très faible, qu'on immobiliserait sur le point où l'œil serait lui-même immobilisé, on se rapprocherait mieux alors des conditions de l'œil. Mais c'est tout le contraire et il faut vite le dire, avec les meilleures et les plus justes raisons, qu'on recherche dans la pratique. On étend autant qu'on le peut le champ de netteté et la profondeur. On y parvient par le diaphragme, par une mise au point bien combinée (toutes choses par lesquelles on prétend remplacer l'accommodation, ce qui peut être vrai pour la vision monoculaire mais ne le serait plus pour la vision binoculaire), et surtout par la construction d'objectifs à foyers profonds et étendus.

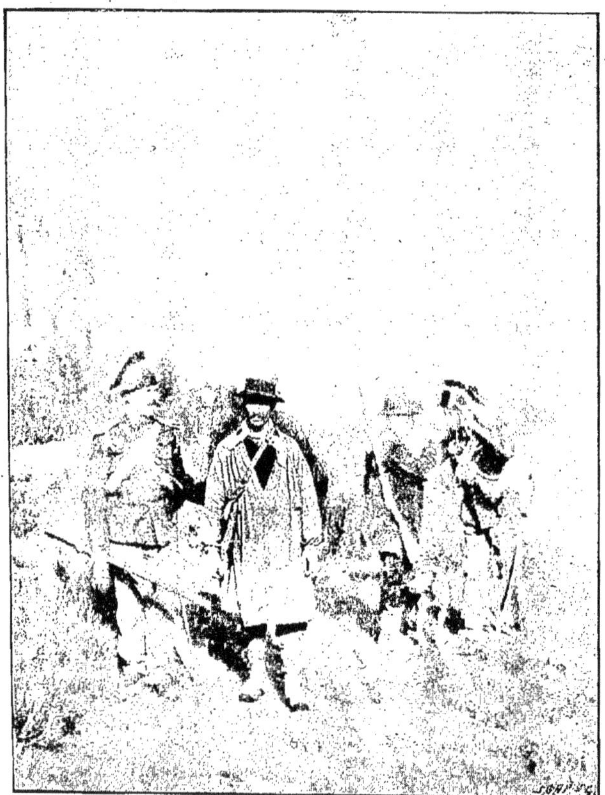

Fig. 7. — CHASSEUR ET BRACONNIER

Tableau tel que l'œil le voit :
Net au centre où l'œil droit est immobilisé ;
Flou tout autour, où les grandes lignes seules apparaissent vaguement.

Ce n'est plus alors un point très restreint que vise l'objectif, c'est un plan relativement étendu et, mieux encore, c'est une série de plans, et c'est précisément ce qui établit la plus grande différence entre les deux modes de vision par l'œil et par l'objectif.

Plus on cherche, par toutes les combinaisons dont on l'entoure, à étendre pour l'objectif le champ de sa vision nette, plus on s'écarte des conditions de la vision par l'œil, si bien qu'on ne tarde pas à constituer un tableau qui ne ressemble nullement à celui que l'œil peut percevoir. Si dans ces conditions le tableau obtenu ne ressemble pas du tout à celui que l'œil immobile, même sur le centre, peut apprécier, il ne ressemble pas davantage à celui que l'œil pourrait voir en se fixant successivement sur tous les points par cette gymnastique plus haut décrite et appréciée seulement par l'action sensorielle.

Ce dernier cas ne pourrait être réalisé qu'à la condition d'un tableau assez peu profond pour qu'une mise au point d'un plan unique suffise, à l'aide du diaphragme, à la mise au point de tous les plans d'arrière ou d'avant. Encore faudrait-il qu'un peu de flou fût indiqué dans les parties les plus éloignées. Un tableau d'une netteté absolue et uniforme choquerait autant qu'un tableau complètement flou, l'œil ne voit pas ainsi et, pour se rapprocher de lui, il serait nécessaire d'obtenir nettement le sujet principal aussi restreint que possible entouré d'un flou qui, très léger à l'origine, irait en s'accentuant sur la terminaison du tableau.

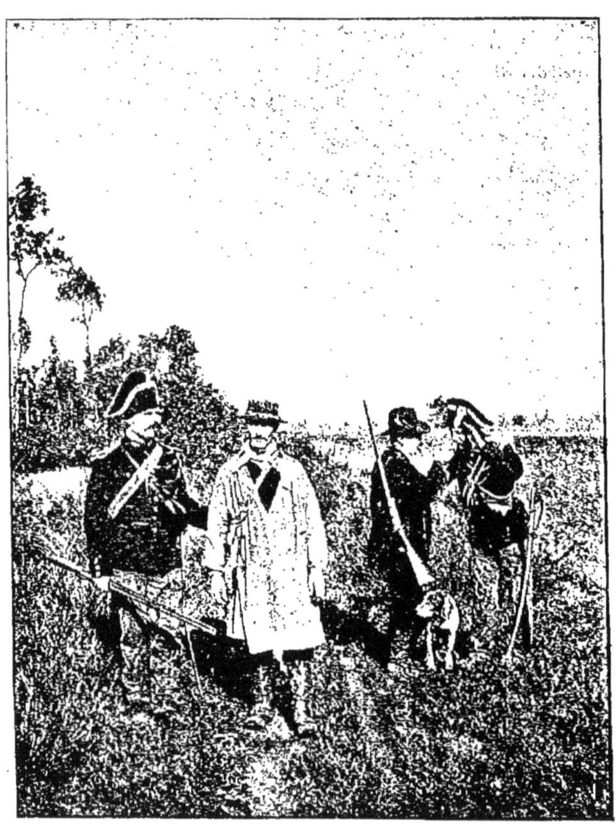

Fig. 8. — CHASSEUR ET BRACONNIER

Tableau tel que l'objectif le voit.

Aussi est-il équitable d'affirmer que, si en théorie l'œil et l'objectif doivent voir schématiquement de la même manière, la pratique démontre qu'il est bien loin d'en être ainsi. Leurs manières de voir se choquent mutuellement et sont bien loin, je le répète, de donner les mêmes résultats.

Dans une étude intitulée : *L'art, la Photographie et le bon sens*, un auteur a dit tout récemment : « Il n'existe pas d'œil humain, à l'état normal, hors donc du cas de maladie, qui puisse en une fois embrasser toutes les parties de ce que peut embrasser la vision d'un objectif, et l'on ne peut jamais justifier la conduite d'un artiste qui montre au public des tableaux qui ne sont naturels que pour des personnes souffrant d'une affection ophtalmique. »

Tout le monde est de cet avis. L'objectif ne travaille comme l'œil qu'en apparence, et l'apparence est trompeuse.

CHAPITRE X

Appréciation des dimensions

Il est une question à laquelle on n'a presque pas songé et qui cependant pourrait avoir une très grande importance au point de vue du travail comparé de l'œil et de l'objectif. Presque tous les auteurs l'ont passé sous silence ou, du moins, quelques-uns ne lui ont-ils accordé qu'une très légère attention. C'est tout simplement celle qui consisterait à savoir à quelle distance nous voyons les objets en grandeur naturelle, c'est-à-dire dans les dimensions exactes qui leur sont propres.

Par anticipation, et d'une façon qui pourrait paraître tout à fait paradoxale,on serait presque tenté de répondre pour le plus grand nombre de cas « Jamais » mais cela ne serait pas très exact et, en tous cas, cela demande une explication.

On s'est toujours préoccupé de savoir à quelle distance commence ce qu'on a appelé la vision nette, et on a ainsi voulu dire à partir de quel point on commence à voir les objets distinctement. On a fait varier cette distance entre 15 et 30 centimètres en moyenne, et l'on a dit que depuis 25 centimètres (chiffre qu'on adopte plus volontiers) à partir de la racine du nez jusqu'à l'horizon, pour tant éloigné qu'il soit, on voit les objets avec une netteté décroissante. On a considéré avec raison ce fait comme étant le résultat de l'accommodation, ce qui a permis à tous ceux qui se sont occupés de la physiologie de l'œil d'affirmer que « la faculté d'adaptation oscille entre l'infini et 25 centimètres. »

D'autre part, tous les objets sont vus sous un angle visuel qui diminue à mesure que ces objets s'éloignent, ce qui fait que l'œil les apprécie comme s'ils se rapprochaient entre eux et comme si leurs dimensions diminuaient à mesure qu'ils s'éloignent. C'est ce qui constitue cet aspect particulier d'un tableau que l'on désigne par le nom général de perspective.

Or, si on recherche à quel moment se produisent ce rapprochement et cette diminution, c'est-à-dire à quelle distance commence la perspective, on est forcé de reconnaître que c'est à partir du moment où la vision devient nette, et d'ajouter, qu'à partir du point où la perspective commence elle se continue graduellement et sans interruption jusqu'à l'horizon. Quand nous regardons un objet placé seulement à un mètre devant nous, nous le voyons déjà diminué. Cette manière de voir est tellement démontrée qu'il semblerait inutile de s'y appesantir, mais, comme elle est de la plus grande exactitude, elle nous conduira à des conclusions qu'on ne saurait trop expliquer.

Ces conclusions seront les suivantes : « Si donc la vision nette commence à 25 centimètres des yeux et si les objets décroissent en dimensions à mesure qu'ils s'éloignent, nous ne pourrons voir ces dimensions exactes qu'à la distance de leur début. Nous ne verrions alors les objets en grandeur naturelle qu'à 25 centimètres. » Est-ce ainsi que nous l'admettons ? Non, dans la pratique ; mais en théorie nous serions obligés de dire, oui, ou jamais !

On a bien essayé encore d'admettre pour la vision nette la distance ordinaire à laquelle nous écrivons ou nous lisons ; d'autres ont indiqué la distance à laquelle les mains tiennent l'objet visé, mais, quelles que soient les conventions que l'on adopte, on en revient toujours à voir diminuer les dimensions et la netteté de l'objet à mesure qu'il s'éloigne des yeux. Quand, par exemple, nous lisons à notre portée habituelle, nous voyons les lettres et le livre à une certaine dimension, si nous nous écartons progressivement nous voyons les lettres diminuer jusqu'au moment où, devenues trop petites, elles échappent à notre appréciation, le livre diminue à son tour, de même que la table qui le supporte, les objets qui l'entourent et tout, en un mot, subit fatalement l'influence de la perspective.

Il semble donc bien que si nous voyons un objet avec sa grandeur réelle ce n'est que lorsque nous le voyons nettement pour la première fois puisque, à partir de ce moment, il diminue à mesure qu'il s'éloigne.

Ce premier moment est-il soumis à des règles absolues à l'égard de l'œil ? Jusqu'à présent personne n'est parvenu à le démontrer, tandis que nous savons qu'à l'égard de l'objectif les effets de la perspective sont en substance les mêmes que pour l'œil, c'est-à-dire que les dimensions de l'objet diminuent au fur et à mesure que le dit objet s'éloigne, mais le point de départ peut être fixé d'une manière certaine, et nous savons que, pour reproduire un objet en grandeur naturelle, il faut le placer au devant de l'objectif à une distance qui égale deux fois la longueur focale. En deçà ou au delà la grandeur naturelle est altérée, elle cesse d'être réelle.

L'œil ne possède pas de longueur focale qui puisse être comparée à celle de l'objectif. L'accommodation la fait tellement varier qu'on peut dire qu'elle n'est fixe dans aucune condition, à moins qu'on ne veuille considérer comme sa longueur focale réelle celle qui se réalise lorsque l'objet est aperçu nettement pour la première fois, lorsqu'il est placé à cette distance qu'on est convenu d'appeler « la distance de la vision nette ». Ce serait le seul point que nous pourrions admettre comme étant celui où nous voyons les objets en grandeur naturelle ; mais nous ne pouvons pas déterminer artificiellement ce point comme nous le faisons pour l'objectif, parce que nous manquons de l'appréciation de l'élément le plus important. Nous opérons alors par rapprochement ou par comparaison.

Quand nous voulons connaître exactement les dimensions d'un objet, nous posons au-dessus de lui les branches d'un compas, ou les divisions d'une mesure conventionnelle, et nous nous approchons, pour juger, à la distance de notre vision nette. Nous avons ainsi ce que nous appelons la grandeur exacte de l'objet mesurée en termes conventionnels appréciés eux-mêmes dans les mêmes conditions. Quand, par suite de la disposition d'un tableau ou de la nature des objets, nous ne pouvons pas opérer ainsi, nous nous contentons de la comparaison avec un terme déjà connu, soit une mesure exacte, soit un sujet dont les dimensions nous sont familières par habitude et que nous plaçons auprès des objets que nous nous proposons d'évaluer.

Nous opérons de même pour les images obtenues avec l'objectif parce que nous retrouvons, dans ces images, les conditions du tableau lui-même, et les dimensions du témoin que nous y avons introduit nous permettent d'apprécier les dimensions de tout le reste. Tout cela par comparaison.

Nous arrivons ainsi à nous rendre compte des dimensions proportionnelles des objets. Pour cela, nous avons avec l'objectif un point de départ fixe, c'est la grandeur réelle réalisée, je viens de le dire, par l'établissement du sujet à une distance double de la longueur focale normale ; avec l'œil nous avons un point de départ difficilement réalisable, des plus variables et dont nous ne pouvons pas user artificiellement Avec l'objectif nous savons ce que nous faisons et nous savons comment obtenir la grandeur réelle ; avec l'œil nous avons toujours à nous demander si c'est bien la grandeur exacte que nous apprécions quand nous examinons un objet. Il en faut si peu pour que le plus léger effort d'accommodation à faire détermine des variations importantes, conséquence de la diminution des objets,ou même des parties d'un objet, par suite de l'éloignement.

L'œil nous oblige à opérer presque toujours par comparaison, et surtout à opérer individuellement. L'appréciation des dimensions est pour lui un acte physiologique lié à des conditions organiques variables, tandis que pour l'objectif il est loin d'en être de même. C'est pour ce dernier un acte purement mécanique, et quelle que soit la construction de l'appareil, quelle que soit la nature de leurs matériaux, tous les objectifs sont soumis aux mêmes conditions, tous *travaillent* de même, et tous obtiennent la grandeur réelle par deux fois leur longueur focale. L'œil obtient cette grandeur dans des conditions encore mal déterminées, par un acte instinctif ou sensoriel non réglé mathématiquement, et par une personnalité telle que ces conditions varient presque, on peut le dire, en forçant un peu les choses, par individu

Si on n'admet pas dans ce cas l'individualité, ce qui je le reconnais sans peine serait un peu forcé, du moins faut-il admettre des catégories avec variations assez étendues. C'est ainsi que varie relativement beaucoup la distance de la vision nette dans l'emmétropie, l'hypermétropie et la myopie, pour ne parler que des modifications les plus communes et les plus importantes. Chez les emmétropes, qui constituent la majorité, la distance est normale, chez les hypermétropes elle est allongée, chez les myopes elle est raccourcie, et chez chacun de ces deux derniers elle l'est d'une façon tellement variable qu'elle nous ramènerait presque à l'individualité.

Quelque chose de comparable à tout ce que je viens d'énumérer existe-t-il dans l'objectif. Où est l'objectif à foyer normal, en a-t-on déterminé la mesure ? Où est le myope, où est le presbyte ? Ils sont tous égaux et sont tous soumis à cette mécanique que l'œil ne connaît pas « deux fois leur longueur focale pour leur vision nette en grandeur naturelle. »

Mais l'obtention même de cette grandeur naturelle met l'objectif dans des conditions toutes particulières. Elle le place dans l'obligation d'inscrire une image qui ait les dimensions du sujet. Ceci limite très grandement son emploi et ne permet à l'objectif que la copie, dans ces conditions, d'objets relativement très petits, les seuls dont les dimensions pourront correspondre à celles de la plaque que l'appareil optique peut couvrir. Pour si grande qu'on imagine cette plaque, et pour si grande que soit la couverture qu'un objectif peut fournir, l'une et l'autre seront forcément bornées d'une façon infinitésimale si on les compare aux dimensions que l'œil peut apprécier.

Si maintenant, abandonnant la notion de la grandeur réelle, nous arrivons à l'appréciation générale des dimensions de la nature, nous trouvons dans la façon respective dont se comportent à leur égard l'œil et l'objectif les différences les plus énormes, les plus colossales qu'on puisse imaginer.

Par son mécanisme et par son organisation, l'œil trouve le moyen, avec les images lilliputiennes qui s'impriment sur sa rétine, d'apprécier la nature selon ses dimensions les plus grandes. L'objectif, malgré tous les perfectionnements dont on peut le doter, ne parvient jamais qu'à imprimer des images à dimensions proportionnelles, c'est possible, mais tellement diminuées que personne ne pourrait soutenir que,sous ce rapport,il est capable d'imiter l'œil.Il ne va pas au-delà d'une impression mécanique des plus restreintes.

Il pourrait paraître oiseux, ou même fastidieux, d'insister sur ce point. Il suffira de rappeler à titre simplement documentaire, que l'œil voit la nature dans la plus grande étendue de ses dimensions alors que l'objectif, étant dans l'impuissance de rétablir les dimensions telles qu'elles s'offrent à l'œil,ne peut aller au-delà des proportions infimes qui lui sont assignées. Il réalise une réduction considérable du travail de l'œil, mais il ne peut pas faire autre chose, et il lui est interdit de réaliser ce travail lui-même.

Sous ce seul rapport, l'impossibilité pour l'objectif d'imiter l'œil, donne à ce dernier une supériorité tellement considérable qu'il paraîtrait toutsimple de s'en tenir là pour affirmer cette supériorité de l'un et l'infériorité de l'autre. Mais il vaut mieux ne négliger aucune preuve et c'est pourquoi tous les autres termes de comparaison sont à discuter utilement.

Supplément à la *Photo-Revue*. No du 1er Juin 1902.

CHAPITRE XI

Vision générale par les yeux

Le travail de l'œil étant ainsi déterminé, il reste à parler de la vision générale, celle qui s'exerce par les deux yeux et à laquelle on donne, pour cette raison, le nom de vision binoculaire, ou parfois encore *stéréoscopique*. Comme c'est, en définitive, la vision véritablement normale, tandis que la vision monoculaire n'est qu'une rare exception ou une anomalie plus ou moins pathologique, ne ferait-on pas tout aussi bien de l'appeler simplement *vision ?*

Elle comprend trois phases : 1o la formation des deux images ; 2o leur redressement ; 3o leur synthèse. Après ces divers actes se produit la perception sensorielle qui réalise l'ensemble, c'est-à-dire le fonctionnement de l'œil.

A l'égard de cette dernière, nul doute ne saurait exister. Il devrait y avoir unanimité absolue à la reconnaître et personne ne devrait hésiter à affirmer, tant c'est manifeste, que la perception des images est un acte sensoriel qui s'exerce à la suite du mécanisme servant à les produire. C'est une perception de l'esprit, disent les uns. C'est un phénomène extra-matériel, un acte purement sensoriel, disent les autres. Et tout le monde est d'accord sur ce point que la vision comprend deux ordres de phénomènes : les uns, de nature purement physique, ayant l'œil pour siège ; les autres, de nature indéterminée, appréciés dans le cerveau, si bien, qu'en résumé, on a le droit de dire que c'est le cerveau qui, sensoriellement, voit l'image formée physiquement sur la rétine.

Tout ce qui précède nous a appris le mode de formation des deux images, et nous savons que, dans chaque œil, elles se produisent nettement sur la *macula*, beaucoup moins nettement sur les autres parties de la rétine. Par suite de la disposition des yeux, et par suite de la direction symétrique qu'ils doivent prendre lorsqu'ils visent ensemble un même objet, il arrive que les deux images se forment d'une façon symétrique, c'est-à-dire que les mêmes points du tableau se peignent sur les mêmes points de la rétine. Cette concordance est nécessaire pour la synthèse de la vision double ; mais, par accident, ou par état pathologique, elle ne se produit pas toujours, et alors la dite synthèse en est affectée.

On en a donné différentes théories hypothétiques et on a eu successivement la théorie des points homologues, identiques, ou correspondants, etc. Mais toutes ces théories, plus ou moins discutées, n'ont eu qu'un tort, il est vrai qu'il est très grand, c'est d'être beaucoup trop géométriques et de ne s'occuper que de points géométriques. C'est ainsi qu'a été établie la théorie de l'horoptèré, sorte de plan circulaire qui renferme tout à la fois les points de l'espace et les points correspondants des deux rétines sur lesquelles ils se présentent.

Les préoccupations géométriques, qui sont beaucoup trop prépondérantes dans l'explication physiologique de la vision, firent une part trop effacée aux questions propres à la structure de l'organe, et on alla jusqu'à dire que les points identiques anatomiques n'existaient pas sur la rétine. Il n'est pas nécessaire d'être très au courant de la science histologique pour déclarer qu'il ne saurait en être ainsi. Les deux rétines sont anatomiquement faites de la même manière et physiologiquement elles se comportent de la même manière. Les deux yeux ont chacun une rétine pareille, la *macula* est placée à des points identiques, le *punctum cæcum* n'est pas pour l'œil droit placé en une situation relative différente que pour l'œil gauche, et ainsi de suite. Tout ceci, bien entendu, à l'état normal, les cas pathologiques n'ont rien à faire ici.

On peut donc dire, malgré toutes les opinions contraires qui pourraient être émises, que les deux images se présentent dans des conditions identiques sur des parties identiques de la rétine, et ceci est tellement vrai que, sans cette identité commune, la vision n'est pas synthétisée, c'est alors vraiment qu'on voit double.

La discussion des différentes théories qui expliquent (?) toutes ces choses n'entre pas dans mon cadre. Je dois ne pas perdre de vue mon but principal, qui est d'opposer le travail des yeux à celui des objectifs, et de dire comment nous pourrons faire pour que les uns remplacent les autres au mieux de notre satisfaction. J'ai donné de la structure de l'œil tout ce qu'il fallait donner pour en bien comprendre le fonctionnement, et je n'ai plus qu'à constater ce fonctionnement par ses résultats pour arriver à produire le meilleur moyen de le réaliser de plus près. Mais je m'écarterais trop de mon sujet en discutant toutes les explications théoriques qui le concernent, et je ne retiendrai que ce qui sera le plus utile à la démonstration finale.

Ceci, avec d'autant plus de raison que les théories en cours sont toutes plus ou moins discutables. Si on s'arrête plus particulièrement aujourd'hui à quelqu'une d'entre elles, c'est parce qu'elle a su s'assurer la confiance du moment, mais rien ne permet d'affirmer que cette confiance durera, l'expérience directe et les faits matériels ne pouvant pas, jusqu'à présent du moins, confirmer la conception théorique presque toute faite de considérations géométriques. Pour n'en citer qu'un exemple : où est la preuve matérielle que le cristallin s'aplatit en vue de l'accommodation ? Les considérations géométriques permettent de le supposer, mais rien ne le prouve !

CHAPITRE XII

Image latente et Image rétinienne

Lorsque, par suite du mécanisme qui vient d'être décrit, et par suite surtout du fonctionnement de l'appareil de dioptrique, l'image a été, pour ainsi dire, inscrite sur la rétine, elle est dans les conditions de celle que l'objectif inscrit, à son tour, sur la plaque sensible sous la forme de ce qu'on appelle l'image latente. En poussant la comparaison aussi loin que possible, nous pourrions dire qu'alors le révélateur va jouer le rôle de l'appareil nerveux, puisque, sous son influence, l'image prendra sa forme définitive et deviendra appréciable, ou tangible, alors que, d'autre part, ce sera l'appareil nerveux qui la rendra tangible pour notre esprit. L'image rétinienne correspondra donc à l'image latente, et l'image révélée sera l'expression de l'image cérébrale. Nous savons le comment de la transformation de l'image latente, mais ce que nous ignorons, c'est le comment de la transformation de l'image rétinienne. Que se passe-t-il dans l'appréciation de cette image ?

Quand une fois il a inscrit sur la plaque sensibilisée l'image latente, l'objectif n'a plus rien à faire par lui-même, son rôle est terminé. Quand l'appareil de la vision a reçu l'image rétinienne, tout n'est pas fini, et les organes sensoriaux devront la rendre tangible pour l'esprit et, en conséquence, jouer le rôle du révélateur. Les deux actions sont-elles comparables ? Evidemment non !

L'action du révélateur est purement matérielle et elle ne modifie en rien la disposition de l'image qu'elle transforme. L'image latente est inscrite renversée et sur une place déterminée ; le révélateur n'y change absolument rien, et en la faisant apparaître, en lui donnant un corps, il la laisse renversée et à la même place. Il est loin d'en être ainsi pour l'image rétinienne ; celle-ci est renvoyée à la place d'où elle provient, elle est redressée et les deux images sont synthétisées. C'est de ces différents actes que résulte la révélation ou la formation de l'image cérébrale. Alors, toute la concordance de l'appareil visuel et de l'appareil photographique résidera dans la nécessité pour ce dernier de produire une image latente qui soit exactement dans les conditions de l'image cérébrale.

Ce sont les diverses opérations de la Stéréophotographie qui conduiront au résultat et qui, en somme, présenteront aux yeux une image, synthétisée, d'un tableau, comparable à l'image cérébrale que nous en recevons. En poussant les choses à l'extrême on serait donc autorisé à dire que, pour représenter la nature telle que nous la voyons, nous n'avons à notre disposition que la photographie stéréoscopique. La Planoscopie nous donne de cette nature une image imparfaite, la Stéréoscopie nous la fait revoir comme les yeux l'ont vue.

CHAPITRE XIII

Extériorisation

Pour expliquer le redressement de l'image qui nous procure la notion des corps droits et sa mise en place qui nous donne l'idée de distance, ainsi que celle de grandeur ou de dimension, on a adopté la théorie la plus singulière qui ait pu être imaginée. On dit que nous *extériorisons* les impressions, c'est-à-dire que nous reportons à l'extérieur les impressions que nous recevons en dedans, et on l'explique par un mécanisme de très curieuse ordonnance.

Nous savons que la rétine possède ses éléments sensibles sous forme de cônes et de bâtonnets. Ces éléments sont disposés contre la courbure de la rétine, comme le sont les rayons d'une roue par rapport à la jante, leur axe a donc la direction des rayons de la rétine. Les impressions lumineuses venues du dehors traversent une première fois la rétine, tombent sur le miroir choroïdien, et retraversent la rétine en prenant la direction de l'axe des bâtonnets. Elle refont alors le chemin qu'elles avaient une fois parcouru et sont ainsi reportées à leur point de départ. Ce n'est qu'au moment de ce retour que la sensation serait perçue et l'image, en un mot, « renversée par les conditions optiques de l'œil, serait redressée par le mécanisme physiologique des sensations reportées à distance du point excité ».

Ainsi s'expriment les auteurs qui préconisent cette explication. Il est vrai que, d'autre part, ces mêmes auteurs prétendent qu'on a attaché trop d'importance à la question du redressement des images dont l'explication, disent-ils, est facile « nous voyons les objets droits et non renversés, parce que notre esprit transporte à l'extérieur toutes les impressions qui se font sur la rétine, et en transporte tous les points dans la direction que les rayons lumineux ont dû suivre fatalement, d'après les lois de l'optique, pour venir impressionner telle ou telle partie de la membrane sensible. »

On ajoute encore : « En d'autres termes, à chaque partie du champ rétinien correspond une partie du champ visuel extérieur, et ces deux champs sont liés si intimement l'un à l'autre, que tout ce qui se passe dans le premier est reporté au second dans la place qu'il doit y occuper. »

L'explication procède il est vrai d'une certaine originalité et il ne lui manque qu'une toute petite chose, mais elle lui manque, c'est la preuve. Elle peut encore recevoir une objection qui est bien petite il est encore vrai, mais qui en est une : A quel moment se fait la perception de l'image ? Cette simple question, à laquelle on n'a encore ajouté que peu d'importance, (du moins on peut le croire ainsi) est bien grosse de conséquences à l'égard de cette singulière conception d'esprit qui s'appelle de ce nom général « extériorisation. »

L'appareil nerveux ne peut saisir l'image que sur la rétine, tout le démontre, et il ne peut pas la suivre dans l'espace pour l'apprécier à son point de retour qui est aussi celui de son départ. Le saisira-t il au moment où, par le choc en retour, elle vient frapper les bâtonnets ? C'est pour lui le seul moment possible, mais à ce moment-là elle n'est pas finie puisqu'elle n'est pas encore arrivée à son point de retour. L'appareil nerveux ne saisirait donc qu'une image incomplète, non terminée, dont il ne peut pas suivre la fin ; à moins qu'on n'admette qu'il n'a pas besoin de connaître cette fin, ce qui rendrait la théorie encore plus singulière. On se trouve donc dans la nécessité de supposer, ou que l'appareil nerveux apprécie une image incomplète, ou que, par une propriété des plus extraordinaires de l'esprit (comme il a été dit), il accompagne les rayons lumineux à travers l'espace après en avoir reçu l'impression.

Je crois l'objection sérieuse et quoiqu'elle ne puisse être prise que pour une simple opinion, tout comme la théorie elle-même, il me paraît qu'au lieu d'expliquer, avec autorité, une chose aussi peu démontrée, il vaudrait bien mieux dire : « Je ne sais pas.» On n'éprouve aucune peine à s'avouer impuissant devant un phénomène dont la traduction est si difficile, et ne vaut-il pas mieux le faire que d'affirmer, avec toute l'autorité qu'on y met, une théorie ainsi conçue ? La réputation et la valeur scientifique de ceux qui établissent une théorie, ou qui l'adoptent, ne suffisent pas toujours à la démontrer. Il lui faut souvent autre chose. On a le droit de se demander si ce n'est pas ici le cas,

On y est d'autant mieux autorisé que, s'il faut en croire ce que l'on a dit du pourpre rétinien, il se formerait sur la rétine une image réelle qu'on est allé jusqu'à comparer à une image photographique et à la dire un acte chimique. D'après les auteurs qui ont imaginé cette théorie (Bolh, Kuhne et autres), il existerait une couche de substance matérielle, colorée en rouge ou en pourpre, qui baignerait le tiers externe environ des bâtonnets et qui serait influencée par la lumière de telle sorte que la lumière solaire la décolorerait instantanément, la lumière simple du jour la ferait passer au jaune clair en une demi-minute et enfin l'obcurité la remettrait en valeur. C'est de cet altérations que résulterait la formation de l'image rétinienne qui ne serait plus, comme on l'a dit, un simple effet vibratoire d'ordre physique, mais une véritable image photographique d'ordre chimique.

Si cette théorie était vraie l'œil percevrait donc une image véritablement imprimée, réelle, matérielle même, ainsi qu'il a été dit, et c'est une pareille image forcément lilliputienne qu'il transporterait en grandeur réelle aux points d'origine, qu'il rendrait en quelque sorte immatérielle après l'avoir faite matérielle ... ! !

L'objection demeure donc toute entière et avec d'autant plus de raison que la théorie du pourpre rétinien est à cette heure battue en brèche. On cherche à la remplacer par une nouvelle théorie mécanique qui aurait pour base des mouvements vibratoires attribués aux granulations pigmentaires qui entourent les cellules visuelles. Une théorie de plus en attendant une autre.

Et tout cela démontre cette affirmation qu'on ne saurait trop répéter, à savoir, qu'en cherchant à expliquer la vision uniquement par des manifestations physico-chimiques, et en ne faisant pas la part assez grande à l'inconnue, jusqu'à maintenant, du sensorium, on arrive à ne rien expliquer du tout et à être obligé de dire « je ne sais pas comment nous voyons ! »

Quant à la fusion des deux images en une seule, si l'on admet que deux points identiques des deux rétines sont nécessaires, on ajoute que l'impression sur ces deux points « n'est que le résultat de l'habitude et que rien n'est ni préétabli ni lié à une disposition anatomique ». Mais qu'est-ce donc que les points identiques des rétines sinon une disposition anatomique ?

La notion des points identiques conduit à la théorie *nativistique* et l'idée de la projection à la théorie *empiristique*.

Chacune des deux peut recevoir des objections telles qu'il est difficile de dire positivement si chacune d'elles est acceptable ou à rejeter, aussi ai-je dit ailleurs à ce sujet : « Quoi qu'il en soit, il est facile de voir que la question est difficile à résoudre par une affirmation absolue et qu'on ne peut décider catégoriquement du mode de perception binoculaire. L'interprétation physiologique de la vision binoculaire, encore confuse et indécise, conduit tout naturellement à celle de la vision stéréoscopique... »

Il arrive souvent que, d'une part, dans des ouvrages destinées à vulgariser une science ou même simplement à la faire connaître dans son ensemble, on admet toutes les théories en indiquant plus spécialement celle qui est le plus en faveur pour le moment, chose qui, si elle a une raison d'être dans ces conditions, n'en aurait pas une semblable dans un travail de dissertation ou de recherches personnelles, et d'autre part que soit à la suite d'études ultérieures et complémentaires, soit à la suite de découvertes nouvelles faites par les autres, ou par soi-même, on peut être amené à changer d'opinion, ou du moins à en formuler une plus précise sur une question plus ou moins discutée. Il est alors plus louable de faire ainsi que de s'obstiner à l'égard d'une erreur démontrée.

En vertu de ce principe si vrai en science que ce qui est erreur aujourd'hui peut devenir vérité demain, et réciproquement, il en est parfois ainsi ; mais, dans la question qui m'occupe, je me vois obligé de maintenir le doute que j'ai émis plus haut et dans lequel je demeure, parce qu'il n'a encore été donné aucune preuve pas plus pour que contre. C'est la raison pour laquelle je persiste à croire qu'aucune théorie du redressement et de la fusion des images n'étant positivement démontrée, on doit ne s'arrêter positivement à aucune d'elles et songer à d'autres explications.

L'interprétation de la vision droite a d'ailleurs fourni le thème de théories si nombreuses et si variées qu'Helmholtz lui-même en est arrivé à dire :« La discussion sur la cause de la vision droite ne présente, à mon avis, aucun autre intérêt que celui de nous montrer combien il est difficile, même à des hommes d'une capacité scientifique incontestable, de reconnaître l'existence et la nature de l'élément subjectif de nos perceptions sensuelles...»

Si on s'arrête plus volontiers aujourd'hui à l'opinion qu'on peut se faire du phénomène en l'expliquant par cette singulière chose « l'extériorisation » ce n'est pas une raison pour que ce ne soit pas tout comme les autres une théorie difficile à démontrer, et c'est bien alors ce qui autorise,ainsi que je viens de le dire, à discuter autre chose.

CHAPITRE XIV

Synthèse oculaire

Parmi les organes doubles qu'on rencontre dans l'économie il n'en est pas qui soient aussi intimement liés que les yeux, il n'en est pas dont le fonctionnement simultané soit autant accusé et autant parfait. Aussi sont-ils les seuls à présenter, en vue de leur action commune, une disposition toute spéciale. Tous les autres, quoique fonctionnant ensemble, restent constamment séparés, c'est l'inverse pour les yeux qui sont constamment réunis, ce qui est la conséquence même de la manière dont ils remplissent leur rôle.

L'appareil auditif par exemple qui est chargé d'apprécier sensoriellement les vibrations extérieures constituant les bruits possède deux oreilles qui sont pourvues chacune de trois éléments : un collecteur, un renforçateur ou transmetteur et un percepteur (oreille externe, moyenne, interne) auxquels s'ajoute le conducteur nerveux obligatoire qui porte au cerveau, pour qu'elle y soit appréciée, l'impression du percepteur (1). Mais les vibrations sonores sont de nature telle qu'elles n'ont pas besoin d'être confondues. Elles peuvent être perçues isolées, et quand elles sont perçues ensemble, elles le sont avec un peu plus d'intensité parce qu'elles se renforcent mutuellement, mais c'est tout ; leur qualité ne change pas. Quand deux cordes vibrent ensemble en donnant le *la*, elles le donnent avec une certaine intensité ; si l'une d'elles vibre seule, l'intensité est moins grande, mais c'est toujours le *la*.

En écoutant avec les deux oreilles nous percevons un son avec une certaine sonorité, en n'usant que d'une seule nous percevons le même son, mais nous le percevons plus faible, et nous sommes alors tentés instinctivement d'augmenter cette sonorité en cherchant à augmenter, à son tour, l'action du collecteur pour lui permettre de ramasser une plus grande quantité des ondes vibrant à l'unisson.

Dans tous les cas nous confondons en une impression unique deux impressions qui s'ajoutent simplement à l'unisson. Aussi les organes qui recueillent ces impressions et les font apprécier restent-ils constamment séparés. Depuis leur origine jusqu'à leur terminaison rien ne les réunit.

---

(1) La théorie classique de l'audition basée sur les propriétés des résonnateurs est actuellement battue en brèche. On la dit ruinée et on tend à la remplacer par une nouvelle théorie des enregistreurs sensoriaux. Une théorie de plus qui s'en va, une autre qui arrive !

Il est loin d'en être ainsi pour les yeux et les images qui se formant sur la rétine doivent rigoureusement être superposées en vue d'une fusion qui des deux n'en fait plus qu'une. Ce n'est plus d'une simple augmentation d'intensité qu'il peut être question ici, mais bien d'une véritable fusion qui résume en une seule deux images qui, elles, ne vibrent pas à l'unisson puisqu'elles sont vues sous deux angles différents. Recueillies de deux points différents elles doivent être appréciées ensemble sous peine de l'être moins nettement.

Si on objectait à ceci le cas des borgnes ou monocles on pourrait répondre :

1° Que l'habitude intervient pour mieux faire apprécier, comme dans le cas des aveugles où elle développe ce sens particulier d'orientation que Spallanzani appelait le sixième sens. Il le démontrait en privant une chauve-souris des sens de la vue de l'odorat et de l'ouïe et, après quelques jours d'exercice, il la voyait se diriger sûrement vers les phalènes qu'il faisait voleter dans la chambre.

2° Que le monocle dirige, sans cesse, son regard vers un objet de manière à mettre le centre de cet objet sur le prolongement de son axe visuel unique, sans s'occuper d'une convergence qui n'existe plus. Si, en regardant un objet quelconque nous fermons brusquement un œil sans déranger l'autre de sa direction convergente primitive, nous ne voyons pas nettement, et, malgré nous, nous sentons la nécessité de changer la direction de l'axe visuel pour la porter sur le centre du tableau. En le faisant nous voyons un peu mieux, mais jamais aussi nettement que quand nous superposons les deux images.

Ainsi tout démontre la nécessité de la fusion des deux images. Cette nécessité particulière à l'appareil de la vision explique à elle seule l'arrangement spécial de cet appareil, arrangement qu'on ne retrouve

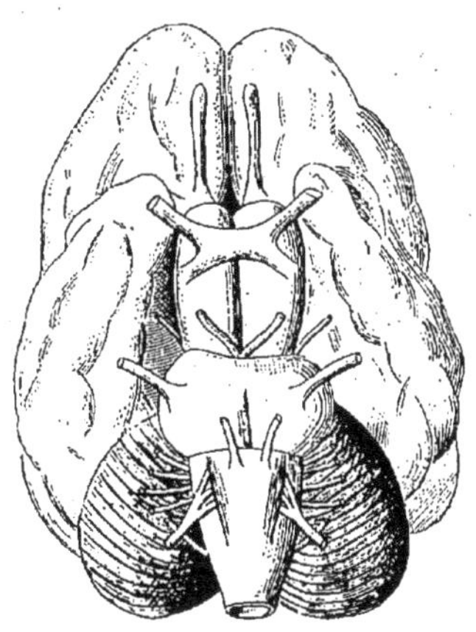

Fig. 9. — Encéphale vu par dessous pour montrer le chiasma.

chez aucun aucun autre organe double. Je veux parler de ce qu'on appelle « le chiasma des nerfs optiques. »

Ce chiasma qu'on pourrait, à la rigueur, considérer comme un véritable organe nouveau, consiste en un entrecroisement partiel et mutuel des faisceaux de fibres qui composent le nerf optique. Ces faisceaux sont inégaux, la plus petite partie du nerf droit s'accole à la plus grosse du nerf gauche et réciproquement ; si bien que le nerf droit qui pénètre dans la moitié droite du cerveau est constitué à sa pénétration par une grosse partie du nerf droit et une petite partie du nerf gauche ; de même le nerf gauche apporte à la moitié gauche du cerveau une grosse partie de lui-même et une petite partie de son congénère d'autre part enfin chaque rétine est par cela même formée d'éléments nerveux provenant en même temps des deux côtés.

A la suite de cette très curieuse combinaison

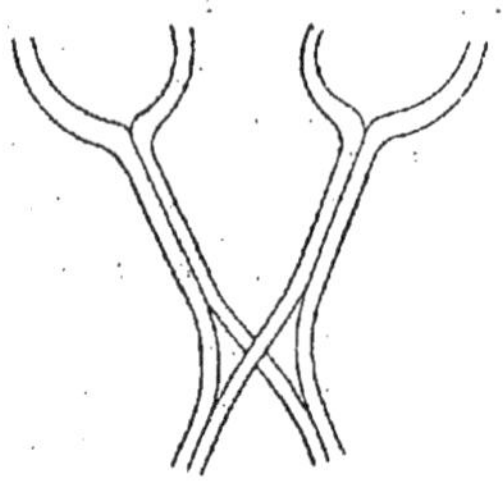

Fig. 10. — Schéma du chiasma.

chaque moitié des centres optiques du cerveau où les nerfs optiques prennent naissance (couches optiques et corps genouillés) reçoit tout à la fois si on admet que les impressions sont en raison des masses cérébrales une forte impression venant de son côté, et une impression plus faible, mais suffisante, venant du côté opposé. Il en est encore une conséquence des plus importantes, c'est que les points identiques qui se forment sur la rétine vont impressionner, ensemble, la même partie de l'encéphale qui est sous la dépendance des parties rétiniennes où ils se produisent.

Nulle autre partie de l'organisme ne présente une disposition semblable. Si l'on veut bien reconnaître, ce qui semble le plus logique et le plus sensé, qu'un organe n'est pas fait pour rien, et que lorsque nous ne lui attribuons aucun rôle c'est parce que nous ne savons pas le comprendre, on pourra dire tout simplement ceci : L'appareil de la vision est organisé de manière à être obligé de fusionner ses impressions et de remettre en leur état normal les choses que sa structure a dérangées. Aucun autre appareil n'a de ces obligations. Aucun autre non plus ne présente aucune disposition analogue à celle que l'élément appréciateur possède, et l'œil est seul dans ce cas. Alors, pourquoi ne pas admettre que cette disposition particulière répond uniquement à ce cas particulier ? Qu'opposer à un pareil raisonnement qui conduit à une conclusion si nette et si juste. Quelles objections pourraient l'affaiblir ?

Les anciens, eux, ne s'y étaient pas trompés. Au milieu de leurs travaux empreints de tant de conscience et de tant de méthode ils en avaient jugé ainsi, mais les nouvelles écoles ont préféré une autre explication.

On s'est alors ingénié à torturer la géométrie et au moyen de formules, peut-être bien fort savantes, mais certainement très peu physiologiques, on a essayé de démontrer ce qu'on a appelé la mécanique de la vision, On a entassé les X sur les Y, on a appelé les logarithmes à la rescousse, et bien des pages ont été noircies pour arriver à transformer la vision en un simple phénomène mathématique où rien ne se ferait « par l'action d'un mécanisme nerveux préexistant. »

Personne ne contredira que certaines formules ne servent à expliquer, et n'expliquent en réalité, le fonctionnement de l'appareil de dioptrique, mais c'est précisément parce que nous les admettons vraies dans ce cas, que nous sommes forcés de reconnaître qu'elles ne peuvent pas expliquer le reste. Qu'elles nous montrent comment l'image se peint sur la rétine, soit ! et encore à la condition que nous ne soyions pas le jouet d'une illusion de la part de nos instruments d'optique, c'est à l'avenir de le dire et nul ne peut prédire l'avenir, mais après cette démonstration laissons à la physiologie le soin d'interpréter le reste.

Le transport à distance, la fusion par la simple situation des points identiques, le redressement de l'image, tout cela est expliqué par des formules ou des interprétations que nous ne pouvons pas admettre comme vérités reconnues, elles ont trop besoin d'être démontrées. L'acte sensoriel nous les fait supposer d'une toute autre façon, et l'intervention de l'action physiologico-nerveuse mérite bien autant d'attention que les conclusions géométriques.

Je dois dire toutefois que cette action n'est pas niée complètement par leur nombre de physiologistes appelés, par suite de leurs connaissances plus spéciales, à ne pas raisonner comme les géomètres avec les leurs. On admet encore en effet que « l'entrecroisement (chiasma) incomplet des nerfs optiques *paraît* être en rapport avec la vision simple au moyen des deux yeux ». Cette concession est peu de chose par rapport au rôle du chiasma, et tout ce que je viens d'exposer peut autoriser, à l'agrandir énormément, tous ceux-là qui pensent qu'un organe spécial, faisant spécialement partie d'une disposition spéciale, n'est pas là simplement pour *paraître* y faire quelque chose. *Il y fait tout* ! Car, sans cela, à quoi servirait-il ? Pourquoi serait-il là, et pourquoi enfin les autres organes doubles n'en ont-ils pas autant ?

Mais comment se comporte-t-il pour remplir son rôle ? JE NE SAIS PAS !

CHAPITRE XV

Les yeux, organes doubles

et les deux Objectifs

Ce que nous appelons tout simplement la vision est donc le résultat de l'action simultanée des deux yeux qui, recevant chacun une image, les confondent toutes les deux, les apprécient ensemble, et nous font voir la nature telle qu'elle est. Quand nous disons que nous voyons un objet dont nous décrivons la forme, les dimensions, les couleurs, la situation, etc., nous laissons sous-entendre que nous le regardons avec les deux yeux. La vision monoculaire n'est, en réalité, qu'un accident dont on ne devrait pas, en bonne logique, se préoccuper. On la fait intervenir pour expliquer la structure et l'action de l'organe, parce qu'il est plus simple alors de s'adresser à l'unité, mais, quand il s'agit du phénomène général, sa notion doit disparaître et il ne doit plus être question que de la vision binoculaire ou stéréoscopique.

L'accident, lorsqu'il existe, place la vision dans un certain état d'infériorité par rapport à l'action simultanée des deux yeux, et c'est cette action-là seulement qui nous importe.

Aussi pourrait-on tout simplement définir la vision : l'action de regarder avec les deux yeux. C'est ainsi qu'il faut la comprendre désormais pour se conformer plus utilement aux conditions de la nature qui a doté tous les êtres vivants d'au moins deux yeux. Le nombre peut en être plus considérable comme chez certains arachnides, certaines annélides, des lamellibranches, etc. Ils peuvent être disséminés ou agglomérés. Ils peuvent encore avoir une structure simple ou composée et exister chez un même animal ensemble ou séparément, sous chacune de ces formes, mais partout, dans toute la série animale, ce qu'on remarque le plus, en dehors de leur forme, de leur structure ou de leur nombre, c'est leur symétrie qui en fait des organes pairs fonctionnant à l'unisson.

On excepte, à cet égard, le cas de quelques animaux très inférieurs et celui de ces crustacés microscopiques qu'on appelle des monocles.

Mais, dans beaucoup de ces cas, ce que nous supposons être un œil ne nous apparaît souvent que comme une toute petite masse de pigment telle que nous avons le droit de nous demander si c'est véritablement un œil, et si on ne donne pas à un organe qu'on ne comprend pas assez bien une valeur que le dit organe est loin de posséder.

Ne pourrait-on pas dire la même chose à l'égard de cet organe de nature et de rôle mal définis, sinon même incompris, et qu'on appelle l'œil pinéal du lézard ? Est-ce un œil ou est-ce toute autre chose ? Qui peut l'affirmer ? Quoiqu'il en soit de ces diverses exceptions, elles ne donnent que plus de valeur à la règle la plus générale.

Nous devons donc comprendre comme étant la vision normale celle qu'on dénomme la vision binoculaire ou stéréoscopique et que l'on a dit être « un acte de conscience », et nous devons surtout nous demander comment la Photographie la réalise.

Nous avons vu que l'emploi d'un seul objectif conduit à une image qui ne ressemble que de loin, et par approximation, à ce que l'œil peut définir. Nous pourrions bien dire, mieux, maintenant que toutes les études précédentes nous ont amené à l'idée plus exacte de la vision normale avec deux yeux. C'est à cette considération, en effet, que nous devons de pouvoir affirmer que l'objectif ne nous fait pas voir comme nous voyons, et que la planoscopie qu'il produit n'est pas autre chose qu'une fausse interprétation de la nature.

Si nous voulons voir ce que nos yeux nous montrent, ce que notre vue nous fait apprécier, il faut que nous imitions nos yeux. Comme eux il faut que notre objectif soit doublé symétriquement, et il faut que, pour produire comme les yeux, les deux objectifs se comportent d'une manière qui leur soit équivalente. Il faut, en un mot, que nous arrivions à cette photographie par deux objectifs qui s'appelle *stéréophotographie* où photographie stéréoscopique, et qui est, pour nous, la seule photographie nous fournissant des tableaux analogues à ceux que les yeux nous font voir.

CHAPITRE XVI

Accommodation des Objectifs

Images stéréoscopiques

Mais, même avec les deux objectifs, imiterons-nous suffisamment les yeux, et les tableaux que la stéréophotographie nous fera obtenir seront-ils exactement ceux-là que nous aurons vus ?

Je viens de dire que, pour produire comme les yeux, les deux objectifs doivent se comporter d'une manière équivalente. Je donne à ce dernier mot toute la valeur qu'il peut avoir et je fais remarquer qu'équivaloir n'est pas égaler, ni même copier. Egaler c'est faire la même chose, copier c'est agir de même, et équivaloir c'est faire simplement quelque chose qui vaut le modèle, mais qui n'est pas lui. Encore, pour être exact, devrais-je écrire approcher, et remplacer le qualificatif équivalent par approchant. Dans le travail de la stéréophotographie les objectifs produisent un tableau, qui approche plus ou moins de celui que les yeux nous font connaître, mais qui ne fait qu'approcher.

La perception du relief, c'est-à-dire l'action de voir avec nos deux yeux la nature telle qu'elle est, provient essentiellement de la faculté qu'ont les yeux de s'accommoder à toutes les conditions de la vision. Nous avons, dans les chapitres précédents, étudié ce phénomène précisément sous ce nom d'accommodation, mais nous n'en avons discuté que la partie la plus essentielle, celle à laquelle les géomètres ont semblé vouloir se restreindre. Le phénomène, dans son ensemble, est beaucoup plus complexe, il ne se réduit pas à un aplatissement du cristallin, tant s'en faut, et ses principaux facteurs sont simultanément la mise au point, la convergence et, par-dessus tout, cette intervention du *sensorium* qui domine tout cet ensemble et qui en réalise les effets. La convergence elle-même se complique d'un léger déplacement d'avant en arrière (ou réciproquement) joint au mouvement de rotation sur l'axe, lequel axe peut, par les mouvements de l'ensemble, subir à son tour des déplacements. En outre le changement de l'ouverture pupillaire fait encore partie du phénomène général et se rattache intimement à la mise au point.

Or, il faut bien noter que tous ces actes se produisent en des proportions qu'on pourrait dire infimes et que le résultat final a, par contre une ampleur souvent extrêmement grande. Pour parcourir un tableau d'une très vaste étendue il suffit d'un très léger mouvement d'accommodation, parfois presque imperceptible. Pour mettre au point une profondeur des plus considérables il suffit du plus léger de tous les efforts. Et tout cela, uniquement parce que tous ces actes sont réglés et évalués par cet ordonnateur indéfinissable que nous appelons le *sensorium* ou action sensorielle, ou action physiologico-nerveuse, ou acte de conscience, etc.

Si, par la disposition de son mécanisme qui nous permet le tirage, la chambre nous fournit la mise au point, si par la direction que nous leur donnons, en les écartant plus ou moins, les chambres, accompagnées suivant cette direction de leurs objectifs, peuvent nous donner la convergence, elles n'iront pas plus loin, et c'est alors dans ce tirage et dans cette direction que nous devons trouver de quoi compenser l'accommodation.

Un premier point obtenu sera donc que, pour réaliser la vision telle que nous l'entendons, c'est-à-dire la vision binoculaire, il faudra user tout à la fois du tirage de la chambre (mise au point) et des changements de direction des chambres (convergence) et opérer, par cette double opération faite simultanément, un ensemble correspondant à l'accommodation. En y ajoutant l'action du diaphragme on complètera mieux les effets d'une partie de cet ensemble, la mise au point.

Le fonctionnement physiologique des yeux donne à ces organes la faculté de produire de bien grands effets en employant de bien petits moyens, le fonctionnement mécanique des objectifs leur impose de grands moyens pour obtenir de petits effets. L'observation démontre que, pour converger sur un objet très éloigné, les yeux n'ont à développer qu'un bien petit effort angulaire, je veux dire par là un bien petit effort dans le changement de leur direction ; un tout petit déplacement de leur axe les conduit au résultat. La pratique a démontré l'inverse pour l'objectif.

Devant les faits acquis et révélés par l'expérience il n'y a pas à discuter, et nous savons que la pratique expérimentale a fourni et fournit tous les jours, d'une part, la preuve par images produites que si l'on veut représenter des reliefs de plus en plus éloignés il faut écarter de plus en plus les chambres ; d'autre part que les objectifs ne voient pas le relief au devant d'eux aussi loin que les yeux le perçoivent, il s'en faut de beaucoup. D'où la nécessité, pour produire comme les yeux, d'user d'artifices avec les objectifs. La condition mécanique des yeux ne suffit pas aux objectifs, et il faut à ces derniers des moyens détournés pour remplacer le sensorium qui leur manque.

En vain objecterait-on qu'en donnant aux lointains trop de relief on ne les verrait plus comme les voient les yeux et que les conditions seraient faussées. L'objection deviendrait plus spécieuse que sérieuse ; d'abord parce qu'il n'est pas utile d'exagérer le relief, il suffit de le produire analogue à celui des yeux et de savoir s'arrêter à la limite où s'arrêtent les yeux eux-mêmes, ce qui peut diminuer l'écartement mais non pas en supprimer la variabilité obligatoire, et ensuite, parce que cette objection deviendrait le meilleur argument contre elle-même. Ici encore la pratique démontre, en effet, qu'alors que les yeux humains perçoivent le relief sur des limites plus ou moins reculées, les objectifs ne le perçoivent que dans de très faibles limites ce qui, devant les résultats acquis, fait dire par tout le monde « s'en tenir aux premiers plans. »

Voici donc un nouvel argument en faveur de la supériorité incontestable des yeux sur les objectifs et de l'impossibilité, pour ces derniers, de fournir les résultats des autres. Même en usant d'artifices, ils n'y arrivent qu'imparfaitement et, en n'en usant pas, c'est-à-dire en se maintenant dans les conditions mécaniques des yeux, ils n'aboutissent qu'à de mauvais effets.

CHAPITRE XVII

Stéréoscope

Le travail des objectifs, dirigés convenablement par une convergence et un écartement appropriés, suffisamment diaphragmés et mis au point, fournira deux images planoscopiques obtenues dans les conditions ordinaires de la planoscopie qui, nous l'avons vu précédemment, ne sont pas tout à fait celles de la vision naturelle. Ces deux images ne constitueront pas à elles seules le tableau à reliefs et, pour qu'elles deviennent ce résultat final, il leur faudra un nouvel artifice représenté cette fois par un annexe, ou auxiliaire, qui s'interposera entre elles et les yeux chargés de les apprécier. C'est le stéréoscope.

Cet intermédiaire que je suppose connu de tous, et dont je n'ai pas à m'occuper autrement, pourrait être considéré, s'il ne devait pas y avoir une certaine exagération à le faire ainsi, comme le *sensorium* de la vision artificielle. On transformerait ainsi son rôle. De passif qu'il est, en ne servant que d'intermédiaire, on le rendrait actif en lui faisant accomplir, par lui-même, la synthèse qu'il nous fait réaliser. C'est lui en effet qui détermine cette synthèse ou qui, tout au moins, nous fournit les moyens de la déterminer.

En se basant sur des exceptions certainement très rares, on pourrait dire qu'il n'est pas indispensable, car on cite des personnes qui peuvent fusionner les deux images sans son concours. Moi-même j'ai, parmi

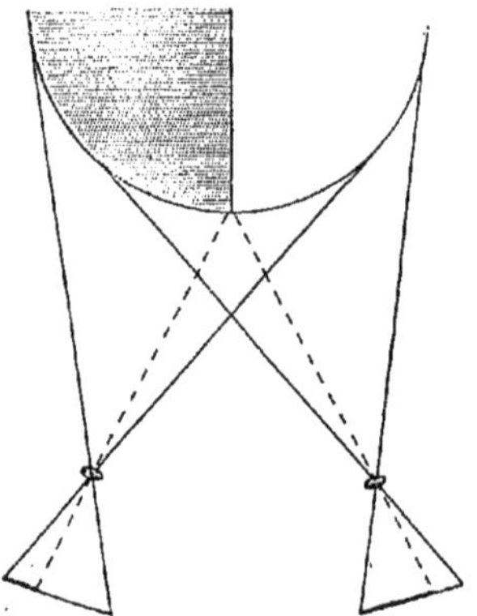

Fig. 11. — Formation des images stéréoscopiques

mes amis, un photographe amateur M. B..., qui est dans ce cas. Aussitôt que nous avions terminé une stéréocopie, il l'examinait, en faisant un effort un peu grand de strabisme, et en la tenant sous un jour favorable, à la distance de son bras. Au bout de deux à trois secondes au plus, « le voilà, je le tiens », disait-il, et à partir de ce moment il maintenait la sensation du relief tout autant qu'il le voulait. Malgré toutes ses indications, et malgré l'exercice auquel je me suis souvent livré, je n'ai jamais pu en faire autant. J'arrivais à me fatiguer et c'était tout. Mais, à chaque examen, mon ami était obligé de recommencer le même effort.

Ce serait bien ici le cas de dire que l'exception confirme la règle, car l'immense majorité permet d'établir pour règle générale que, pour fusionner les deux images, il faut recourir au stéréoscope. Cet instrument est déjà par lui-même un artifice de plus au compte de l'imitation de la vision naturelle, mais il vient encore s'en ajouter d'autres qui sont relatifs aux images elles-mêmes.

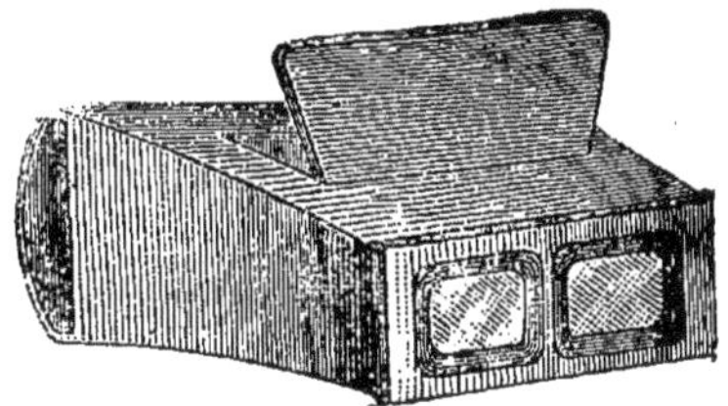

Fig. 12. — Stéréoscope à prismes

Par suite même des lois de l'optique, que nous connaissons et dont nous avons déjà parlé, les objectifs renversent les images sur les plaques sensibles, et non seulement ils les renversent, mais encore il les retournent, mettant ainsi en bas ce qui est en haut et à droite ce qui est à gauche. Pour une seule image ceci n'a aucun inconvénient, le tirage du positif suffisant à tout remettre en place, mais à l'égard de deux images il n'en est pas ainsi, et pour que cette fois tout soit remis en place, il faut inverser les images.

Cette inversion a pour effet d'offrir à chaque œil l'image dans le sens qui lui appartient. Si cette condition n'est pas observée, au lieu du sentiment de relief produit par la synthèse, on obtient le sentiment contraire du creux.

Tous ces artifices constituent une série de difficultés ignorées par l'œil humain. Les deux yeux voient chacun leur image par leur partie que j'appellerai imprimante, et ils les synthétisent directement, tout d'un coup, par leur partie sensorielle. Ils n'ont besoin d'aucun intermédiaire, et s'ils usent d'artifices pour arriver au but, du moins ceux-là nous sont-ils inconnus !

Les deux objectifs impriment chacun leur image en se conformant à des nécessités artificielles d'accommodation, soit à des directions variables suivant les distances ; les deux images doivent être inversées et on ne peut les synthétiser normalement que par l'intermédiaire d'un nouvel appareil d'optique, le stéréoscope. Telle est la manière que la stéréophotographie est obligée d'adopter pour, non pas réaliser, mais simplement imiter le travail des yeux.

CHAPITRE XVIII

Procédés Stéréophotographiques

Le but est atteint par des procédés très différents, plus ou moins compliqués, et donnant des résultats relativement assez nombreux, parfois eux-mêmes différents.

Il n'entre pas dans mon sujet de les discuter, je ne saurais le faire ici utilement, cela n'aurait aucune raison d'être, et c'est pourquoi je me bornerai à les indiquer sommairement. Je signale, en premier lieu, le procédé le plus usité de tous, celui de la chambre unique, dite simplement stéréoscopique. Cette chambre, divisée par une cloison intérieure en deux moitiés symétriques et égales, porte, à sa partie frontale, une seule planchette sur laquelle sont fixés deux objectifs rigoureusement similaires. En arrière elle est munie d'une seule plaque sur laquelle s'impriment les deux images, ou bien de deux plaques séparées afin de permettre, par cette nouvelle combinaison, d'obtenir, soit une image double stéréoscopique produite d'un seul coup, soit deux images différentes, et cette fois non stéréoscopiques, produites en deux poses successives.

Quoi que l'on fasse, le fonctionnement de cette chambre est toujours défectueux, mais c'est encore le procédé le plus pratique. Il permet l'emploi de pla-

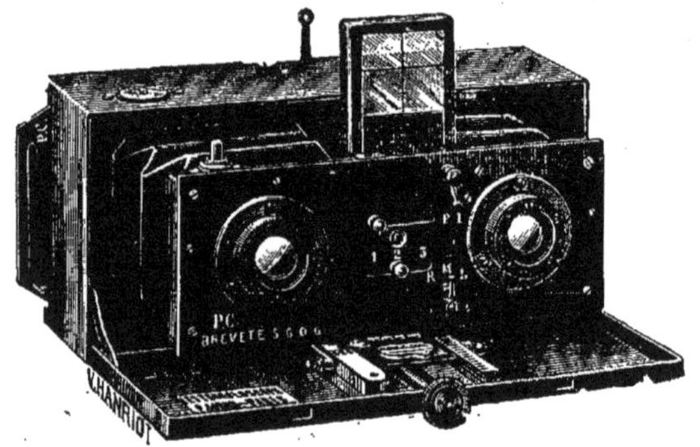

Fig. 13. — Appareil stéréoscopique.

ques de toutes dimensions, à la condition de placer les objectifs au point correspondant au centre de la plaque.

Je note ensuite le procédé du déplacement. Celui-ci se réalise, ou bien en déplaçant un seul objectif sur une seule chambre, à la condition que cette chambre soit cloisonnée ou que sa partie, successivement non opposée à l'objectif, puisse être masquée ; ou bien encore en déplaçant la chambre elle-même ; ou bien enfin en déplaçant le sujet devant les objectifs. Les deux premiers modes sont seuls possibles quand on copie soit la nature, soit un ensemble impossible à mouvoir; le dernier ne peut s'appliquer qu'à un sujet isolé, de petites dimensions, et qu'on puisse facilement transporter.

Les trois moyens s'équivalent quant aux résultats et leurs conditions sont à peu près les mêmes. Le déplacement, dans tous les cas, doit se faire suivant des plans parallèles, de manière à conserver toujours le parallélisme entre les trois facteurs principaux, le sujet, les objectifs et la plaque sensibilisée.

Je cite maintenant le procédé le plus ancien, le plus classique et qui est demeuré, jusqu'à présent, le procédé le plus vrai de la stéréophotographie, celui de deux chambres séparées et convergentes. Ici encore plusieurs moyens sont à la disposition de l'opérateur.

Le premier consistera dans le transport d'une seule chambre en deux points différents. Si le transport doit être de quelque importance, c'est sur le terrain même qu'on l'opérera. Si son importance est faible, on utilisera avec succès la planchette stéréoscopique que je n'ai pas besoin de décrire ici.

Le second autorisera l'emploi simultané de deux chambres séparées et symétriques, soit qu'on place les chambres sur les points indiqués du terrain, soit qu'on les manœuvre sur la planchette.

Quant au troisième, il ne sera pas autre chose que la réunion, ou, si on préfère, l'articulation des deux chambres qui, accouplées par des moyens variables, constitueront en réalité un appareil unique, et pourront être considérées comme tel à cause de leur fonctionnement simultané. On peut les accoupler de manières fort différentes, mais, quel que soit le mode adopté, on peut toujours le réaliser en se servant de la planchette stéréoscopique sur laquelle il est si facile d'établir les deux chambres dans la position respec-

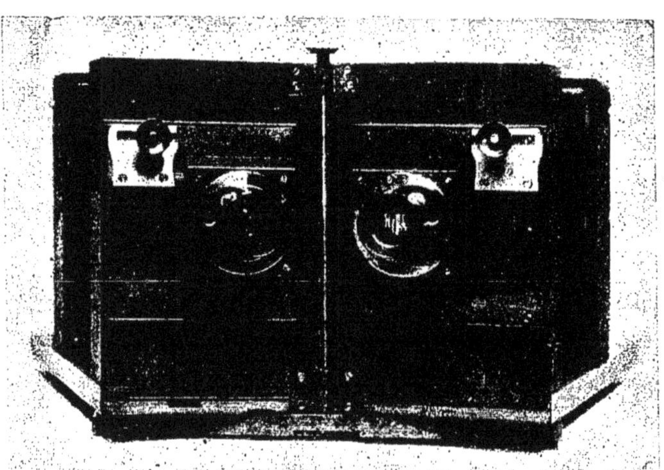

Fig. 14. — Chambres convergentes articulées par une charnière antérieure.

tive qu'elles occuperaient suivant leur mode de fixation.

J'indique, à la suite, la construction de la Bascule. Employée jadis à l'état de bascule horizontale pour la stéréophotographie des petits objets reproduits par l'intermédiaire du microscope, elle a été transformée en un appareil vertical qui permet de faire pivoter l'objet sur son axe principal. Par cette combinaison, le sujet se présente à l'objectif sous deux perspectives angulaires qui déterminent la constitution du relief. La bascule permet l'emploi d'une seule chambre, mais nécessite celui de deux plaques séparées ou tout au moins d'une plaque sur laquelle un châssis multiplicateur permette d'imprimer deux images selon deux poses successives.

Je ne cite enfin que pour mémoire le procédé des prismes appliqués, soit à deux objectifs, soit à un seul,

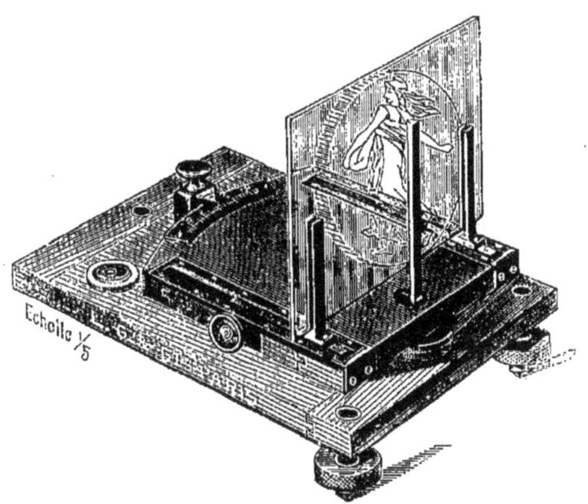

Fig. 15. — Bascule Monpillard.

et le procédé des doubles miroirs placés devant un seul objectif. Ni l'un ni l'autre ne sont pratiques et ne sauraient être utilement discutés ici.

Tels sont les procédés principaux par lesquels on essaie d'obtenir des images qui, examinées dans les conditions plus haut décrites, peuvent fournir le sentiment du relief, c'est-à-dire, un terme de comparaison avec la vision naturelle.

Pour être le plus complet possible, je devrais ajouter que, pour réaliser la vision naturelle, on a essayé de divers moyens étrangers à la stéréophotographie, mais comme il s'agissait alors de simples appareils, ou combinaisons d'optique, ne donnant qu'une idée complètement fausse de la vision, parce que ce sont plutôt des agrandissements que des vrais reliefs, on comprendra qu'il n'y ait pas lieu de s'en préoccuper. En se bornant à examiner une seule image à l'aide d'un appareil optique, tantôt simple, tantôt double, ou même multiplié suivant les cas, on ne met pas les yeux dans le cas d'apprécier comme ils le font dans la nature, on ne leur offre pas les deux images qu'ils perçoivent tous deux, et on ne leur donne pas les moyens de les synthétiser par un remplaçant de leur manière de faire.

Seule, la stéréophotographie, quoique le faisant assez mal, il faut bien le reconnaître, répond encore à cette condition. C'est la raison pour laquelle je lui donne de l'importance, parce que c'est elle qui nous conduira à dire si, avec des objectifs, on peut voir aussi bien qu'avec les yeux.

CHAPITRE XIX

Rôle de la distance

Pour la discussion de ce qui va suivre, il n'est pas du tout nécessaire de se préoccuper du mécanisme par lequel se fait l'accommodation, et le fait brutal est seul à retenir. Qu'on en fasse le simple résultat du mouvement d'un seul organe, qu'on l'explique par un concours de plusieurs causes agissant de concert sous une influence indéterminée, peu importe, et ce qu'il faut en retenir c'est le phénomène lui-même, c'est le fait dans sa seule manifestation.

Or, le fait consiste en cette faculté que les yeux possèdent de converger et de se mettre au point ensemble, et tout à la fois, sur les mêmes parties d'un tableau, quelles que soient la surface et la profondeur de ce tableau. Par cet acte d'abord, puis par la rapidité très grande avec laquelle il s'accomplit, et par la rapidité non moins grande avec laquelle le sensorium de l'appareil nerveux le synthétise, le tableau est apprécié presque instantanément dans tout son entier. On exprime ceci en disant que les yeux voient très loin, tout autour d'eux.

Ce mode de voir n'est en définitive qu'une sorte de total, une somme de visions qui s'ajoutent les unes aux autres par une addition extraordinairement rapide, car, au moment où ils se fixent ensemble sur une partie du tableau, les yeux voient cette partie très restreinte. Les souvenirs des parties vues successivement s'accumulent pour constituer l'ensemble, et c'est ce qui a permis à certains biologistes de dire que la vision est une espèce d'acte de mémoire.

Il résulte de toutes ces constatations que la faculté d'accommodation est graduée pour tout le tableau de la manière la plus régulière, et suivant ses différents plans, pour chacun desquels le phénomène est le même. Pour tout dire, les yeux suivent, dans les mêmes conditions de fonctionnement, et régulièrement, les différents plans du tableau, depuis sa première ligne jusqu'à sa dernière, sans établir entre eux aucune démarcation plus ou moins tranchée. L'action est continue, mais il faut bien noter maintenant qu'elle va en s'affaiblissant, à cause de la nature même de l'organe de la vision, et noter surtout que cet affaiblissement est, par dessus tout, directement graduel, il ne se fait pas par à coups, il est, avant tout, régulièrement progressif, si bien que le relief perçu par les yeux va en se dégradant régulièrement, ou s'affaiblissant, du commencement à la fin du tableau.

J'insiste beaucoup sur toutes ces notions quitte à en redire quelques-unes (ceci du reste ne peut que les mieux faire connaître) parce que c'est précisément là qu'est tout le nœud de la question. Toutes nos con clusions découlent de ces observations d'une capitale importance. Ce sont elles enfin qui, presque seules, détermineront la manière d'opérer en stéréophotographie.

En effet, les objectifs, ne se comportent pas comme les yeux, tant s'en faut ! La convergence et la mise au point réalisent bien ensemble leur accommodation, mais celle-ci se fait, par rapport à celle des yeux, d'une manière absolument différente.

Grâce à ce qu'on appelle l'angle de champ et la profondeur du foyer les objectifs voient, toute ensemble, une portion plus ou moins restreinte du tableau. L'angle de champ diminue plus ou moins, suivant sa valeur, le tableau que les yeux peuvent percevoir, et ceci conduit à dire que les objectifs ne voient pas autour d'eux autant que les yeux. On en est quitte pour ne représenter par la photographie que la partie du tableau qui convient le mieux. Aucune importance ne doit être, pour nos conclusions, attachée à cette restriction obligatoire, et il n'est pas utile de s'en préoccuper autrement.

Autre chose est la profondeur du foyer. Celle-ci plus ou moins grande n'est jamais excessive, elle est relativement assez bornée et, malgré les artifices qui peuvent la faire augmenter, elle a des limites que ne connaissent pas les yeux. On exprime cette situation

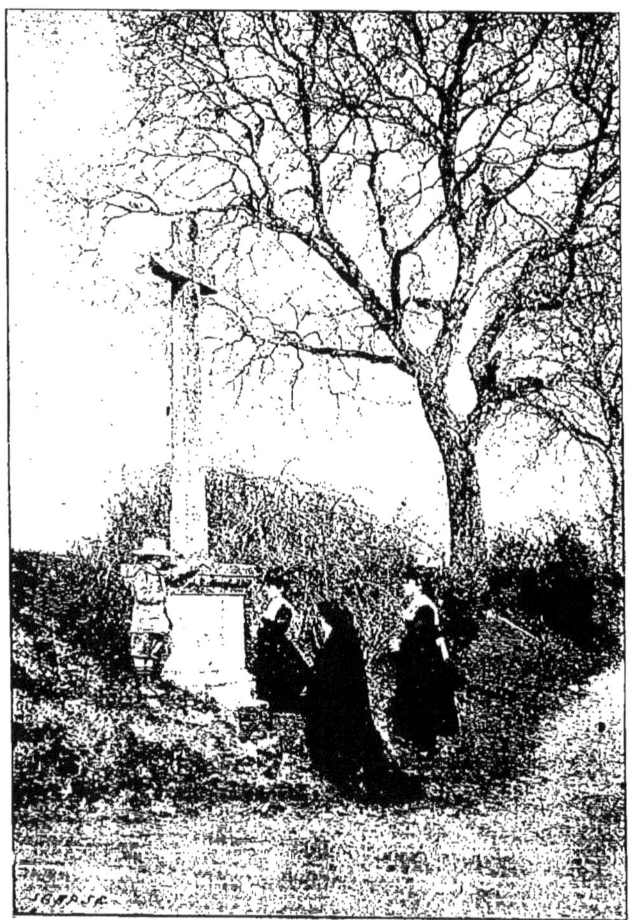

Fig. 16. — La Veuve et ses enfants.

Tableau tout en premiers plans, excellent pour l'effet stéréoscopique.

en disant, ainsi d'ailleurs que je l'ai déjà fait remarquer, que les objectifs ne voient pas aussi loin que les yeux. Si, par exemple, on met au point les tout premiers plans, la netteté diminue graduellement et rapidement jusqu'à des plans peu éloignés où elle se perd complètement. Si on veut alors la retrouver, là où elle s'est perdue, il faut procéder à une nouvelle accommodation des objectifs, c'est-à-dire, établir une nouvelle convergence et une nouvelle mise au point. Mais, dans ce cas, l'inconvénient inverse se produit, et ce sont alors les premiers plans, ceux qui étaient bons auparavant, qui sont devenus mauvais.

Le phénomène de dégradation et d'affaiblissement qui, pour les yeux, s'applique à toute la profondeur du tableau, soit à toute la série des plans successifs, ne s'applique, pour les objectifs, qu'à un petit nombre de ces plans. Tandis que, pour les yeux, ce phénomène est général, il devient particulier seulement pour les objectifs, et tandis enfin que les yeux procèdent par totalité, les objectifs,eux, ne procèdent que par tranches. Sur la profondeur d'un tableau les yeux ne voient en définitive qu'un plan, les objectifs en voient plusieurs, en faisant remarquer que ce mot plan, pris ici en un sens particulier, s'applique à un ensemble. Et l'objectif voit ses plans, de la même manière que l'œil voit le sien, en ce qui concerne seulement l'affaiblissement du relief, la seule chose qui soit maintenant en discussion.

Or, toute la question est là !

De ce que, précisément, les objectifs ne voient que

des tranches, et les voient, tout à la fois, les unes après les autres, c'est-à-dire par saccades, et de ce que les yeux voient toutes les tranches suivant une régularité successive, découle un mode d'être propre à chacune des deux visions. La puissance de l'objectif peut faire varier l'épaisseur de la tranche qui lui appartient, mais, pour si faible ou si grande qu'elle puisse être, toutes les tranches ou sections analogues n'en sont pas moins limitées, et, à chacune d'elles, il faut des conditions différentes de convergence et de mise au point, parce que chacune d'elles exige une accommodation spéciale.

On est ainsi acculé à la nécessité rigoureuse de modifier l'accommodation des objectifs à chacune des sections qui correspondent à sa puissance. La modification est petite si la puissance est grande, ou si le tableau a peu de profondeur : elle est grande si la puissance est petite et si le tableau a une perspective étendue, mais elle est absolue dans tous les cas.

C'est bien, on peut le dire, la grande majorité des résultats, celui qui conduit à une épreuve où le relief, nettement accentué dans les premiers plans, s'arrête brusquement à une distance relativement faible. On a alors le sentiment d'une masse en relief se détachant et se découpant sur tout le reste du tableau qui apparaît comme un bloc sans relief aucun ; et par conséquent en image planoscopique.

Cette singulière impression d'un tableau, brusquement coupé en deux et offrant une partie stéréoscopique enlevée sur une partie plate, provient uniquement de cette accommodation des objectifs dont les conditions sont surtout réglées par la distance du sujet à l'élément qui l'apprécie. C'est la distance qui est le grand ordonnateur de toute la stéréoscopie, et c'est parce qu'elle est l'élément principal qu'on dit, de l'accommodation qui la détermine, que cette accommodation n'est pas autre chose que l'adaptation aux distances.

La distance provoque donc l'accommodation et exige d'elle des conditions toutes particulières auxquelles les yeux se prêtent facilement par le souvenir rapide qu'ils en impriment. Il n'en est pas de même pour les objectifs. Ceux-ci impriment, en totalité, les conditions particulières à leur effet limité et, si on veut étendre cet effet, il faut à chaque limite modifier ces conditions, et cela pour un procédé quelconque de la stéréophotographie.

Quel que soit le procédé employé on ne pourra pas éviter l'action de la distance, et on ne pourra pas faire que, si les premiers plans viennent bien dans certaines conditions, les moyens et les arrières viendront mal. Pour avoir ces derniers en bon effet il faudra modifier les conditions, mais alors ce seront les premiers qui en souffriront, les conditions, qui cette fois s'accordent avec ces derniers, ne convenant plus aux premiers, et tout cela réciproquement.

Il est donc de toute nécessité que les conditions, dans lesquelles on se place pour apprécier le relief, varient constamment pour s'approprier constamment aux variations de la distance.

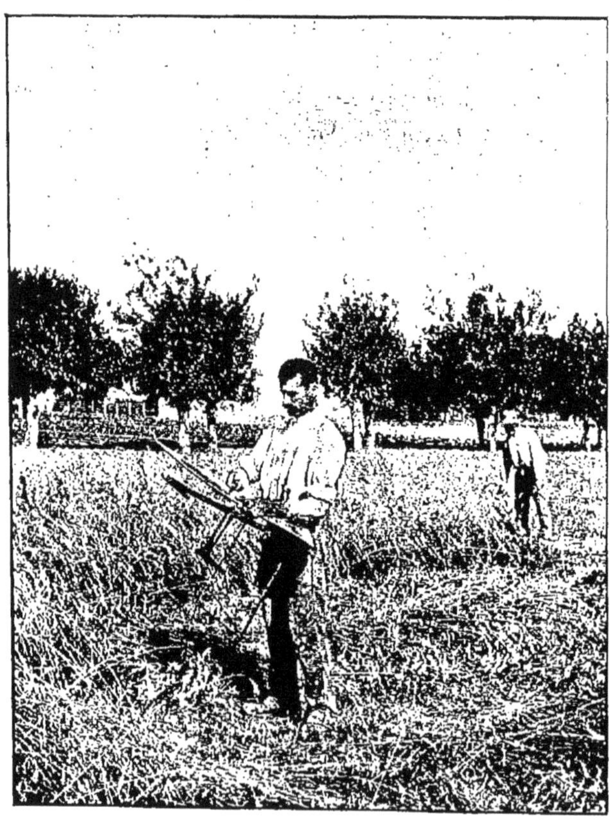

Fig. 17.— Aiguisant sa faulx.

Tableau où les premiers plans sont bons pour l'effet stéréoscopique. Les arrière-plans, assez rapprochés, présentent encore un peu de relief.

Les yeux le font, les objectifs, quel que soit leur mode d'emploi, sont dans l'impossibilité absolue de le faire.

C'est en raison de cette impossibilité, rigoureusement démontrée, qu'on peut affirmer catégoriquement que, n'importe quelles que soient les conditions de l'opération, n'importe quel appareil qu'on emploie, n'importe quelle combinaison qu'on lui donne, on ne parviendra, dans aucun cas, à obtenir le relief tel que les yeux l'obtiennent, le relief exact dans toute l'étendue du tableau vu par les yeux ! On ne l'obtiendra exact, encore même approximativement, que section par section, chacune d'elles étant relativement assez limitée et exigeant, à chaque fois, des conditions nouvelles d'opérer.

Ce n'est pas ainsi que les yeux apprécient le relief, on ne saurait trop le dire et le répéter.

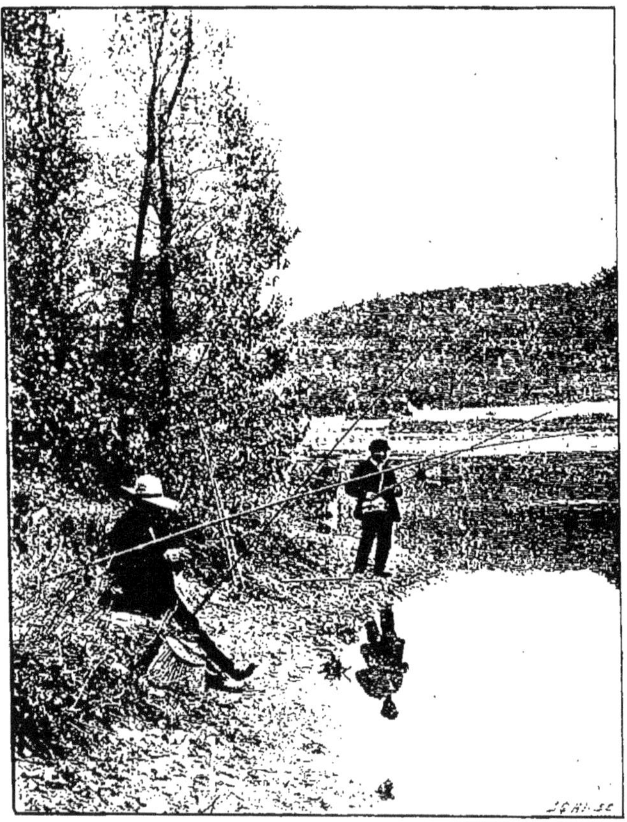

Fig. 18. — La Pêche à la ligne.

Tableau où les premiers plans sont seuls bons pour l'effet stéréoscopique. Les arrière-plans sont déjà trop éloignés pour cet effet.

CHAPITRE XX

Relief exact

Par quelque moyen qu'on l'obtienne, le relief ne sera correspondant, à peu près, à celui d'une section vue par les yeux que lorsque la distance principale de cette section s'accordera avec les conditions du procédé employé. En avant et en arrière de cette distance il sera mauvais, et cela, dans tous les cas. Les preuves expérimentales sont là pour le démontrer.

Par le moyen de la chambre stéréoscopique ordinaire, on n'aura jamais de satisfaisant que le relief des premiers plans, à la condition encore que ces premiers plans soient, au moins, à la distance normale de l'action des objectifs que l'on est d'accord d'évaluer à cent fois la distance focale. Si le sujet était beaucoup plus près, ou s'il était beaucoup plus loin, le relief serait, ou très exagéré, ou nul.

Le procédé du déplacement obligera à faire varier la quantité du déplacement opéré, soit la longueur de ce déplacement, suivant les variations de la distance.

L'emploi des chambres convergentes entraînera la nécessité de les écarter plus ou moins pour que cet écartement, joint à la mise au point nécessaire, puisse compenser et remplacer l'accommodation des yeux, en établissant celle des objectifs. Mais cette accommodation étant commandée par la distance devra varier avec elle, et, de là, la nécessité absolue d'en faire varier l'élément principal, l'écartement. Ici encore les preuves matérielles abondent pour le démontrer.

Avec le système de la bascule, il sera obligatoire de faire varier l'angle de rotation, de manière à obtenir la perspective s'accordant le mieux avec la distance.

Et, ainsi de suite, avec n'importe quel procédé et avec des appareils agencés n'importe comment.

Les yeux varient constamment leurs conditions d'appréciation suivant les distances, il est fatal que pour les imiter les objectifs devraient en faire autant, ils ne le peuvent pas, et, devant cette impossibilité rigoureuse, on est en droit de dire qu'aucun appareil ne peut obtenir les résultats complets des yeux. Il n'en existe pas un seul, il n'est pas une combinaison qui réalise l'action des yeux, qui donne le relief exact pour tout un tableau.

Pour cela faire, il faudrait que les objectifs puissent imprimer successivement tous les plans successifs d'un tableau pour superposer ensuite les images et les confondre en une seule. C'est impossible. Ils se contentent de procéder par à coups qui ne peuvent pas se confondre et à chacun desquels il faut des conditions différentes. Ce n'est pas ainsi que les yeux se comportent.

En vain cherche-t-on à prendre pour règle leur

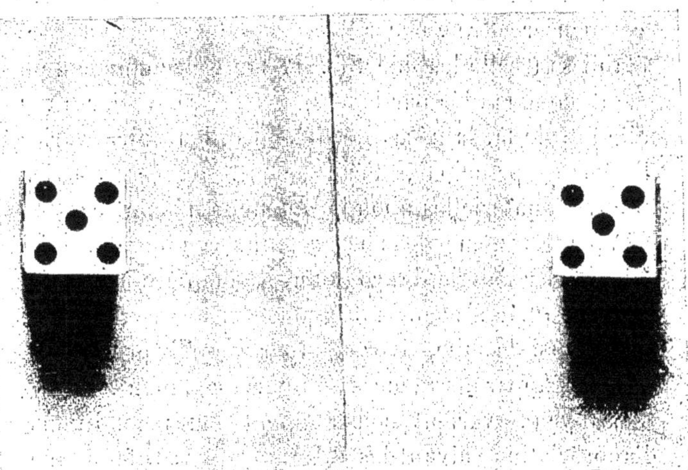

Fig. 19. — Dé en grandeur naturelle.
Stéréoscopie à 7 cent. d'écartement ; chambre convergente.
Relief complètement faux.

écartement on ne réussit pas mieux pour toutes les raisons que je viens d'indiquer. Tout au contraire l'expérience prouve que dans quelques cas, le résultat est franchement mauvais.

Il est bien facile maintenant de résumer. Tout ce qui précède fournit amplement, je crois, les éléments nécessaires à une déduction qui peut sommairement être formulée ainsi : Aucun appareil ne réalise complètement le travail des yeux, aucun ne fournit leur résultat entier.

Tout démontre enfin que ce n'est pas avec des morceaux de verre qu'on parviendra jamais à produire

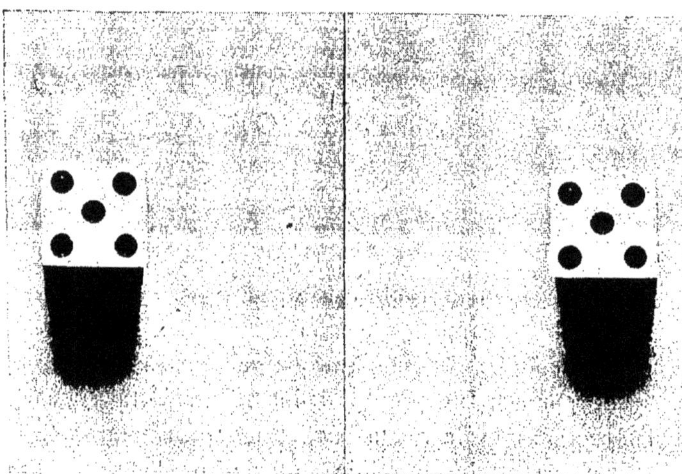

Fig. 20. — Dé en grandeur naturelle.
Stéréoscopie à 1 cent. d'écartement ; chambre convergente.
Relief naturel.

exactement les effets d'un organe réglé par un *sensorium*. Il y a de ce chef une considération sur laquelle il est bien inutile d'insister, il suffit de l'énoncer. Tout esprit sérieux, à l'abri d'un but spéculatif quelconque, l'reconnaîtra sans hésitation et en toute vérité.

Entre la matière inerte des objectifs et les yeux vivants il y a un abîme que toutes les combinaisons stéréophotographiques ne combleront jamais.

Conclusion

La stéréophotographie est le seul procédé qui, par ses résultats, rappelle le mieux la vision oculaire, parce qu'elle est la seule à procurer une sensation de relief représentant, plus ou moins bien, la nature sous l'aspect où nous la voyons avec les yeux. Quand donc on veut parler de reproduire la vision par les yeux, il faut songer à ce genre de photographie qu'on appelle stéréoscopique.

J'ai toujours dit, et j'ai sans cesse répété à toute occasion, qu'il était impossible d'obtenir, dans quelles conditions que ce soit, le relief exact pour tout un tableau. Les développements que je viens de donner à cette étude le prouvent surabondamment, et il peut en ressortir cette conclusion générale : que deux objectifs ne se comportent pas comme deux yeux, et que la vision par les objectifs, pour si parfaite qu'on la combine, reste toujours très inférieure à la vision par les yeux.

Il est reconnu, d'autre part, que l'appréciation de la nature, soit du relief qui la constitue et la domine, est surtout un sentiment personnel, une sorte de sens intime variant avec les individualités, assez peu, il est vrai, mais assez, cependant, pour que chaque individu soit conduit à apprécier selon son propre sentiment.

En combinant ces deux éléments, l'impossibilité d'obtenir le relief exact et la personnalité dans l'appréciation, on arrive à dire, ce que j'ai si souvent rappelé, que le mieux est, pour chacun, de s'adresser au procédé qui lui procure la meilleure satisfaction pour le genre de travaux qu'il veut exécuter et pour les effets qu'il recherche.

Le procédé qui semble le mieux, en s'adaptant à cette considération, répondre à la grande majorité des cas, est certainement le procédé le plus ancien de la stéréophotographie, celui qui en est le plus vrai et qui semble en être le plus logique, celui des deux chambres convergentes avec écartement variable. C'est, par ses résultats, le plus vrai et le meilleur pour tous les tableaux que les yeux apprécient dans les conditions ordinaires de la vie, pour tous ceux, en un mot, qui ne constituent pas des cas spéciaux.

Pour ces derniers le choix est moins limité et les divers procédés indiqués au cours de cette étude peuvent très bien remplir le but.

Enfin, par rapport aux exigences et aux habitudes actuelles de la photographie, la chambre stéréoscopique rend de très utiles services, on peut très bien s'en contenter. Elle est encore grande la somme de satisfactions qu'elle procure.

Dans tous les cas, si on ne voit pas comme avec les yeux, du moins voit-on d'une manière capable de donner à l'esprit la satisfaction qu'il réclame et c'est tout ce qu'il faut.

Quant à voir avec des objectifs exactement comme avec les yeux, ou même, plus simplement, de la même manière qu'eux, il n'y faut pas songer. .. pour le moment !

TABLE DES MATIÈRES

Imp. D. Antoine. Saint-Quentin

www.ingramcontent.com/pod-product-compliance
Ingram Content Group UK Ltd.
Pitfield, Milton Keynes, MK11 3LW, UK
UKHW020241220726
13923UKWH00002B/768

9 782016 198001